中医历代名家学术研究丛书

主 编 潘桂娟

马培之

苗 苗 编著

Academic Research Series of Famous
Doctors of Traditional Chinese
Medicine through the Ages

"十三五"国家重点图书出版规划项目

中国中医药出版社

·北 京·

图书在版编目（CIP）数据

中医历代名家学术研究丛书．马培之／潘桂娟主编；苗苗编著．
—北京：中国中医药出版社，2017.9
ISBN 978-7-5132-3793-2

Ⅰ．①中⋯ Ⅱ．①潘⋯ ②苗⋯ Ⅲ．①中医临床－经验－中国－清代 Ⅳ．① R249.1

中国版本图书馆 CIP 数据核字（2016）第 274618 号

中国中医药出版社出版

北京市朝阳区北三环东路 28 号易亨大厦 16 层
邮政编码 100013
传真 010 64405750
河北新华第二印刷有限责任公司印刷
各地新华书店经销

开本 880×1230 1/32 印张 6 字数 154 千字
2017 年 9 月第 1 版 2017 年 9 月第 1 次印刷
书号 ISBN 978 - 7 - 5132 - 3793-2

定价 45.00 元
网址 www.cptcm.com

社 长 热 线 010-64405720
购 书 热 线 010-89535836
侵 权 打 假 010-64405753

微信服务号 zgzyycbs
微商城网址 https://kdt.im/LIdUGr
官 方 微 博 http://e.weibo.com/cptcm
天猫旗舰店网址 https://zgzyycbs.tmall.com

如有印装质量问题请与本社出版部联系（010 64405510）
版权专有 侵权必究

项目来源及国家重点图书出版计划

2005 年度国家"973"计划课题"中医理论体系框架结构与内涵研究"（编号：2005CB532503）

2009 年度科技部基础性工作专项重点项目"中医药古籍与方志的文献整理"（编号：2009FY120300）子课题"古代医家学术思想与诊疗经验研究"

2013 年度国家"973"计划项目"中医理论体系框架结构研究"（编号：2013CB532000）

国家中医药管理局重点研究室"中医理论体系结构与内涵研究室"建设规划

"十三五"国家重点图书、音像、电子出版物出版规划（医药卫生）

中医理论肇始于《黄帝内经》《难经》，本草学探源于《神农本草经》，辨证论治及方剂学发轫于《伤寒杂病论》。在此基础上，历代医家结合自身的思考与实践，提出独具特色的真知灼见，不断革故鼎新，充实完善，使得中医药学具有系统的知识体系结构、丰富的原创理论内涵、显著的临床诊治疗效、深邃的中国哲学背景和特有的话语表达方式。历代医家本身就是"活"的学术载体，他们刻意研精，探微索隐，华叶递荣，日新其用。因此，中医药学发展的历史进程，始终呈现出一派继承不泥古、发扬不离宗的繁荣景象。

中国中医科学院中医基础理论研究所，自 2008 年起相继依托 2005 年度国家"973"计划课题"中医学理论体系框架结构与内涵研究"、2009 年度科技部基础性工作专项重点项目"中医药古籍与方志的文献整理"子课题"古代医家学术思想与诊疗经验研究"、2013 年度国家"973"计划项目"中医理论体系框架结构研究"，以及国家中医药管理局重点研究室"中医理论体系结构与内涵研究室"建设规划，联合北京中医药大学等 16 所高等院校及科研和医疗机构的专家、学者，选取历代具有代表性或学术特色突出的医家，系统地阐释与解析其代表性学术思想和诊疗经验，旨在发掘与传承、丰富与完善中医理论体系，为提升中医师理论水平和临床实践能力和水平提供参考和借鉴。本套丛书即是此系列研究阶段性成果总结而成。

综观历史，凡能称之为"大医"者，大都博览群书，学问淹博赅洽，集百家之言，成一家之长。因此，我们以每位医家独立成书，尽可能尊重原著，进行总结、提炼和阐发。此外，本丛书的另一个特点是，将医家特色学术观点与临床实践相印证，尽可能选择一些典型医案，用以说明理论的实践价值，便于临床施用。本丛书现已列入《"十三五"国家重点图书、音像、电子出版物出版规划》中的"医药卫生"重点图书出版计划，并将于"十三五"期间完成此项出版计划，拟收载历代102名中医名家，总字数约1600万。

丛书各分册作者，有中医基础学科和临床学科的资深专家、国家及行业重点学科带头人，也有中青年教师、科研人员和临床医师中的学术骨干，分别来自全国高等中医院校、科研机构和临床单位。从学科分布来看，涉及中医基础理论、中医各家学说、中医医史文献、中医经典及中医临床基础、中医临床各学科。全体作者以对中医药事业的拳拳之心，共同努力和无私奉献，历经数年成就了这份艰巨的工作，以实际行动切实履行了传承、运用、发展中医药学术的重大使命。

在完成上述科研项目及丛书撰写、统稿与审订的过程中，研究团队暨编委会和审订委员会全体成员，精益求精之心始终如一。在上述科研项目负责人、丛书总主编、中国中医科学院中医基础理论研究所潘桂娟研究员主持下，由常务副主编张宇鹏研究员、陈曦副研究员及各分题负责人——翟双庆教授、刘桂荣教授、郑洪新教授、邢玉瑞教授、钱会南教授、马淑然教授、文颖娟教授、陆翔教授、杨卫彬研究员、崔为教授、柳亚平副教授、江泳副教授、王静波博士等，以及医史文献专家张效霞副教授，分别承担或参与了团队的组织和协调，课题任务书和丛书编写体例的起草、修订和具体组织实施，各单位课题研究任务的落实和分册文稿编写和审订等工作。编委会还多次组织工作会议和继续教育项目培训，组织审订委员会专家复审和修订；最终由总主编逐册复审、修订、统稿并组织作者再次修订各分册文稿。自2015年6月开始，编委会将丛书各分册文稿陆续提交中国中医药出版社，拟于2019年12月之前按计划完成本套丛书的出版。

2016年3月，国家中医药管理局颁布了《关于加强中医理论传承创新的若干意见》，指出"加强对传承脉络清晰、理论特色鲜明的古代医家的学术思想研究，深入研究中医对生命、健康与疾病认知理论，系统总结中医养生保健、防病治病理论精华，提升中医理论指导临床实践和产品研发的能力，切实传承中医生命观、健康观、疾病观和预防治疗观"。上述项目研究及丛书的编写，是研究团队对国家层面"加强中医理论传承与创新"号召的积极响应，体现了当代中医学人敢于担当的勇气和矢志不渝的追求！通过此项全国协作的系统工程，凝聚了中医医史、文献、理论、临床研究的专门人才，培育了一支专业化的学术队伍。

在此衷心感谢中国中医科学院及其所属中医基础理论

研究所、中医药信息研究所、研究生院，以及北京中医药大学、陕西中医药大学、山东中医药大学、云南中医学院、安徽中医药大学、辽宁中医药大学、浙江中医药大学、成都中医药大学、湖南中医药大学、长春中医药大学、黑龙江中医药大学、南京中医药大学、河北中医学院、贵阳中医药大学、中日友好医院等16家科研、教学、医疗单位，对此项工作的大力支持！衷心感谢中国中医药出版社有关领导及华中健编审、伊丽萦博士及全体编校人员对丛书编写及出版的大力支持！

本丛书即将付梓之际，百余名作者感慨万千！希望广大读者透过本丛书，能够概要纵览中医药学术发展之历史脉络，撷取中医理论之精华，传承千载临床之经验，为中医药学术的振兴和人类卫生保健事业做出应有的贡献！

由于种种原因，书中难免有疏漏之处，敬请读者不吝批评指正，以促进本丛书不断修订和完善，共同推进中医药学术的继承与发扬！

《中医历代名家学术研究丛书》编委会

2016 年 9 月

凡
例

一、本套丛书选取的医家，均为历代具有代表性或特色学术思想与临床经验的名家，包括汉代至晋唐医家 6 名、宋金元医家 18 名、明代医家 25 名、清代医家 46 名、民国医家 7 名，总计 102 名。每位医家独立成册，旨在对医家学术思想与诊疗经验等内容进行较为详尽的总结阐发，并进行精要论述。

二、丛书的编写，本着历史、文献、理论研究有机结合的原则，全面解读、系统梳理和深入研究医家原著，适当参考古今有关该医家的各类文献资料，对医家学术思想和诊疗经验，加以发掘、梳理、提炼、升华、概括，将其中具有理论意义、实践价值的独特内容阐发出来。

三、丛书在总体框架上，要求结构合理、层次清晰；在内容阐述上，要求概念正确、表述规范，持论公允、论证充分，观点明确、言之有据；在分册体量上，鉴于每个医家的具体情况不同，总体要求控制在 10 万～20 万字。

四、丛书每一分册的正文结构，分为"生平概述""著作简介""学术思想""临证经验"与"后世影响"五个独立的内容范畴。各分册将拟论述的内容按照逻辑与次序，分门别类地纳入以上五个内容范畴之中。

五、"生平概述"部分，主要包括医家姓名字号、生卒年代、籍贯等基本信息，时代背景、从医经历以及相关问题的考辨等。

六、"著作简介"部分，逐一介绍医家的著作名称（包括现存、已经亡佚又经后人辑复的著作）、卷数、成书年代、主要内容、学术价值等。

七、"学术思想"部分，分为"学术渊源"与"学术特色"两部分进行论述。前者重在阐述医家之家传、师承、私淑（中医经典或前代医家思想对其影响）关系，重点发掘医家学术思想的历史传承与学术渊源；后者主要从独特的学术见解、学术成就、学术特点等方面，总结医家的主要学术思想特色。

八、"临证经验"部分，重点考察和论述医家学术著作中的医案、医论、医话，并有选择地收集历代杂文笔记、地方志等材料，从中提炼整理医家临床诊疗的思路与特色，发掘、总结其独到的诊治方法。此外，还根据医家不同情况，以适当方式选录部分反映医家学术思想与临证特色的医案。

九、"后世影响"部分，主要包括"学术影响与历代评价""学派传承（学术传承）""后世发挥"和"国外流传"等内容。其中，对医家的总体评价，重视和体现学术界共识和主流观点，在此基础上，有理有据地阐明新见解。

十、附以"参考文献"，标示引用著作名称及版本。同时，分册编写过程中涉及的期刊与学位论文，以及未经引用但能体现一定研究水准的期刊与学位论文也一并列出，以充分体现对该医家研究的整体状况。

十一、附以丛书全部医家名录，依照年代时间先后排列，以便查检。

十二、丛书正文标点符号使用，依据《中华人民共和国国家标准标点符号用法》（GB/T 15834–2011）。医家原书中出现的俗字、异体字等一律改为简化正体字，个别不能对应简化字的繁体字酌予保留。

《中医历代名家学术研究丛书》编委会

2016 年 9 月

内容提要

　　马培之，名文植，字培之，生于清嘉庆二十五年（1820），卒于光绪二十九年（1903），江苏武进孟河人，著名医家，"孟河医派四大家"之一，著有《医略存真》《外科传薪集》《马评外科症治全生集》等。马培之精通内、外、喉诸科，尤以外科见长。其在中医外科领域，推崇王氏"全生派"，同时吸收"正宗派""心得派"之精华而发明之；强调外证不能仅着眼于局部，主张内外兼治，在使用古代各种丸、散、膏、丹等内治法之外，还应结合刀针治疗，内外并举，故世人称其"以外科见长而以内科成名"。本书内容包括马培之的生平概述、著作简介、学术思想、临证经验、后世影响等。

马培之，名文植，字培之，晚年号退叟，生于清嘉庆二十五年（1820），卒于光绪二十九年（1903），江苏武进孟河人，清末著名医家，是"孟河医派四大家"之一，著有《医略存真》《外科传薪集》《马评外科症治全生集》等。马培之家族世代业医，其随祖父马省三学医十六年，尽得其传，精通内、外、喉诸科，尤以外科见长。其在中医外科领域，推崇王氏"全生派"，同时亦能吸收"正宗派""心得派"之精华而发明之。他强调外证不能仅着眼于局部，要内外兼治，在使用古代各种丸、散、膏、丹等内治法之外，还应结合刀针治疗，内外并举，故世人称其"以外科见长而以内科成名"。

经中国知网（CNKI）检索，自1958～2016年，关于马培之的学术研讨论文共有期刊论文58篇，会议论文1篇，学位论文2篇。论文内容主要涉及马培之的生平、学术思想、临证用药经验等。目前尚未见专门研究和总结马培之学术思想和临证经验的专著。

本次对马培之学术思想和临证经验的整理研究，旨在比较系统而全面地阐明马培之的生平概况、学术渊源、学术特色、临证经验、用药特点等，使其学术思想和临证经验能够得以更好地传承、运用并加以发扬。

本次整理研究依据的马培之的著作版本有：光绪二十二年（1896）怡云室藏版木刻本《医略存真》；东南大学出版社2006年出版，朱雄华等人校订的《孟河四家医集·马培之医案》；人民卫生出版社2008年出版，范凤源校订的《马培之外科医案》。

在此衷心感谢参考文献的作者及支持本项研究的各位同仁!

中国中医科学院中医基础理论研究所　苗　苗

2015 年 6 月

目 录

马培之

生平概述

马培之，名文植，字培之，晚年号退叟，因曾进京为慈禧太后治病而获称马徵君；生于清嘉庆二十五年（1820），卒于光绪二十九年（1903），江苏武进县孟河镇人，清末著名医家，"孟河医派四大家"之一。其著作有《医略存真》《外科传薪集》《马培之外科医案》《马评外科症治全生集》《纪恩录》等。

一、时代背景

马培之生于 1820 年，60 岁时因治愈慈禧的疾病而成名，时值光绪六年（1880），正是西方医学涌入中国之际。西方医学大规模输入中国后，以解剖学、生理学、病理学、细菌学、临床诊断学为特征的西方医学，显然对以阴阳五行、五运六气为理论基础的中医学造成前所未有的冲击。在这一背景下，中国的学者们便开始起来探讨中国的医学向何处去的问题。这就引爆了中国历史上的第一次中医存废之争。马培之坚持中医理论并屡治顽疾，名扬天下，行医苏锡，著书立说，在马氏家族中造诣最深、医术最精、影响最广。

二、生平纪略

马培之出身于世医之家，祖从明代马院判起，即世代业医。祖父马省三，字吾庵，清嘉庆、道光年间的孟河名医，精内、外科，享盛名。其《论症十六则》收载于马培之《医略存真》之中，因无子，复以女婿蒋汉儒

（名玉山，后更名为马伯闲）为嗣。马伯闲（即马培之的父亲），精医学，以医闻名于当时。光绪九年（1883），马培之13岁时，其父暴病而亡，由祖父马省三抚养，后随祖父学医十六年，尽得其传，同时，还师从于中医名家费伯雄。费伯雄独子费应兰，娶马培之妹妹为妻，两家建立了更为亲近的姻亲关系。马培之既从嗣祖学，尽得外科家传，又旁及王九峰、费伯雄之学，存真务实，独出手眼，世人称其"以外科见长而由内科成名"。其精通内、外、喉三科，并于治疗伤寒有突破，可谓卓有建树和成就。

光绪六年（1880），马培之60岁，被苏州巡抚举荐进京为慈禧太后治病，治疾著效，被慈禧御赐匾额"福"和"务求精要"两幅，并御赐"徵君"之名，遂名声大振，宫廷里传出"外来医生以马文植最著"的说法，甚至马培之的竞争对手薛福辰亦称其为"天下名医"。

马培之回乡之后，仍治病济世，名声益显。1889年，马培之著《纪恩录》一册，以木刻本刊行，俞樾作序。此书为马培之在京为慈禧诊病的诊疗日记，间有王公大臣诊病的记录，从中可见北京当时的医疗水平及其积习。如热性病不顾护津液，杂病偏用补剂，燥邪不注意室内火盆等，马培之一一指出，实足发人深省。其后，马培之去苏州，比邻俞樾，开设门诊，后整条街取名为马医科巷。晚年去无锡行医，与邓星伯朝夕相见，方开始留心于著作。

他在家撰写医著与医案的同时，还传授了许多弟子。其中，邓星伯、沈奉江、马伯藩、丁甘仁、贺季衡、巢渭芳、吴庚生等均为名医，此外还有金宝之、贾幼山、毛善山等90多名。马派后世子孙有马均之、马日初、马洛川、马希融、马继昌、马伯藩、马书常，马良伯、马际周、马泽人、马寿南、马惠卿、马际卿、马笃卿、马心厚、马冀良、马嘉生、马书坤和马黛云等19人之多。著名的再传弟子有颜亦鲁、张泽生等。上海同济大学终身教授、国医大师颜德馨，即颜亦鲁哲嗣。国医大师朱良春，是马培之侄孙马惠卿的入室弟子。他们均得马派门人的真传。马培之有许多著名的再传弟子，后来发展到全国各地，可谓"孟河医派传承弟子遍天下"，现在许多孟河医派再传弟子的门人，已成为中国现代著名的中医药专家。

马培之共有五子（继昌、继承、继祖、继传、继辉），没有一个专业行医的。长子马继昌，是民国时期安徽省凤阳县县长，业余时间行医。四子马继传，时任浙江省奉化县县长。马培之的侄子马希融、孙子马伯藩，以及马家门人继承了马派医学，都以地方名医闻世。马派的医学思想和诊治技术代代相传，世家医学源远流长。

马培之年谱：

嘉庆二十五年（1820），马培之出生于江苏武进孟河镇。

道光十三年（1833），马培之因父亲蒋汉儒暴病而亡，由祖父马省三抚养，并随祖父习医，师从费伯雄。费伯雄见而奇之，遂媳其妹而传其心法。

道光二十三年（1843），费伯雄独子费应兰，娶马培之妹妹为妻，两家建立了更为亲近的姻亲关系。

同治九年（1870），马培之参与集资重建通江乡（孟河）城隍庙、武庙，疏通玉带河。

光绪六年（1880）8月11日，马培之被苏州巡抚吴元炳推荐进京为慈禧诊病，疗效奇佳，被慈禧御赐"福"和"务存精要"等匾额褒奖，宫廷里传出"外来医生以马文植最著"的说法。马培之在京历时九个多月，还为其他官吏治愈多种疾病，后慈禧御赐马培之名为"徵君"，名声大振。

光绪九年（1883），马培之迁往苏州，与晚清著名文学家、著名国学大师俞樾（1821—1907）比邻。分别在其住所和沐泰山堂药店坐诊，门庭若市。其居住之处，至今仍被称为马医科巷。同年，孟河一带血吸虫病流行，时称"腹块水肿"，马培之等全力治疗。

光绪十五年（1889），马培之著《纪恩录》一册，以木刻本刊行，俞樾作序。此书为马培之在京为慈禧治病的诊疗日记，间有王公大臣诊病的记录。

光绪十八年（1892），马培之著《外科传薪集》，为近代中医外科的重要代表著作。

光绪十九年（1893），马培之撰《马培之外科医案》，记载了四十二种外科病证治法，并介绍了临证经验。

光绪二十二年（1896），马培之晚年再著《医略存真》，"但取经言不详，前哲不道，创为论说"。

光绪二十九年（1903），马培之卒，享年 84 岁。

马培之

著作简介

一、《医略存真》

《医略存真》，共计 1 卷，刊于光绪二十二年（1896），为怡云室藏版木刻本。1985 年，江苏科学技术出版社出版此书。马培之晚年召其子辈整理其医案，著成此书。本书共 35 个条目，其中外科 24 条，内科 11 条。首条，列马培之祖父马省三有关外科方面的专论 16 则，继则是作者对某些疾病的经验论述 34 条。从其凡例"是刻阐前人所未备，本《内经》以立言，务存精要"来看，本书实属补缺救弊之作。

二、《外科传薪集》

《外科传薪集》，共计 1 卷，成书于光绪十八年（1892）。1959 年，人民卫生出版社出版了《外科传薪集》单行本，《近代中医珍本集·外科分册》《中医外科伤科名著集成》《中医古籍临证必读丛书·外科卷》《珍本医书集成》等，均载有此书。本书是中医外科的重要著作之一，是我国近百年来甚受欢迎的外科临证专书。本书记述了马培之外科临床备用方剂共 218 首，内容涉及内、外、妇、喉、眼、口齿诸科，剂型有丸、散、膏、丹，用法有内服、外搽、点、吹等。

三、《马培之外科医案》

《马培之外科医案》，共计 1 卷，撰于光绪十九年（1893）。现有民国年间千顷堂书局出版的单行本、《三三医书》本、中医书局排印本。1930 年，上海中医书局出版《马培之外科医案》1 册，系马培之中年时门人的汇录抄本，对外科各证的记载尚不完全。据《马培之外科医案·序》记载，1955年，其门人范凤源整理马培之著作时，选择家藏马培之晚年医案中属于外科者及《医略存真》稿本中有关外科之文，补充药味，汇录成册，仍用旧名，由千顷堂书局出版。《三三医书》（第一集）、《近代中医珍本集·医案分册》等书中，均收载有此书。2010年，人民卫生出版社出版此书。全书收载医案58例。每个医案不仅有关于病情的详细记述，而且有透彻的论述和分析，有的还有专论附于后，反映了马培之颇深的学术造诣与丰富的临床经验。本书医案理法方药赅备，辨析详明，是临床工作者的重要参考书之一。

四、《马培之医案》

《马培之医案》，不分卷。1985年由江苏科学技术出版社出版。2008年又由人民卫生出版社出版。因马培之内外科兼擅长，而外科医案已有专书，故其弟子将内科医案单独提出，汇编成册。本书选择有代表性的六家抄本，相互对勘，删其同而存其异，选其理法方药较全者，共得49个病种，588个医案。《宋元明清名医类案》《清代名医医案精华》《孟河四家医案医话集》中，均载有此书。

五、《孟河马培之医案论精要》

《孟河马培之医案论精要》，不分卷，由人民卫生出版社2010年出版。此书由吴中泰根据马培之入室弟子王宝廉亲手抄录马培之先生内外科医案4册、经验秘方3册、集验良方1册编纂而成。书中所选马培之医案588例，医论39篇，包含内科、外科、妇产科、马氏集验良方四大篇，较为全面地反映了马培之的学术思想和临床经验，对马培之的医案整理研究得十分到位。

六、《马评外科症治全生集》

《马评外科症治全生集》，成书于光绪三十四年（1908）。1996年，由中国中医药出版社出版。马培之擅长外科，推崇王氏"全生派"。其云："国朝王氏洪绪撰《全生集》，说尤完美，是书务审病因，而辨章阴阳强弱不失累黍，故世推为善本。"书中记录了清·王维德的痈疽疮毒总论、临证医案、诸药治法、外科方剂及马培之的批语。马培之对此书并非盲目崇拜，而是批判性地加以吸收。

七、《纪恩录》

《纪恩录》，属医史类著作，不分卷。首刊于光绪十四年（1889），再版于光绪十八年（1892年），均系木刻本。1985年，由江苏科学技术出版社出版。该书绝大部分内容记载的是每天为慈禧诊脉用药的方案记录，还有少数王公大臣求诊的方案，故虽称日记，其主体仍为一部医案。书中对宫中礼仪记载详细，读之虽感累赘，但却为今天提供了一份不可多得的宫廷日常记录。由于成书于慈禧摄政时期，所以书中处处流露出对帝王的诚惶诚恐之情，故书名为《纪恩录》，亦有属对慈禧感恩戴德之意。

八、《青囊秘传》

《青囊秘传》，以邓星伯手抄本为最佳，此书未刊印。1892年，周小农

刊出马培之《外科传薪集》1 册，收载 219 方，仅只《青囊秘传》的十之
一二。1956 年，马泽人在《中国秘方验方集编》中所献马培之方 130 首，
亦只是马培之经验方中的一小部分。

九、《伤寒观舌心法》

　　《伤寒观舌心法》，不分卷。1985 年，由江苏科学技术出版社出版。此
书是马培之根据张诞先《伤寒舌鉴》、徐灵胎《舌鉴总论》充实发挥而成。
全书分为伤寒舌象 9 类，每类首列总论为纲，各病种舌象为目，附有示意
图 134 幅，并逐条变成五字四句歌诀，以便习诵。马培之自序称其为观舌
心法序，因其内容属于伤寒之苔舌辨证，故称《伤寒观舌心法》。

马培之

学术思想

一、学术渊源 🦢

（一）尽得家传，兼拜名师

马培之出身于世医之家，祖从明代马院判起即世代业医。马培之继承家传，学有所本，渊源有自。家传医学理论，是其学术思想启蒙的一部分。随祖父马省三（清代嘉庆、道光年间孟河名医）习医的十六年间，尽得其传。马培之既从嗣祖学，尽得外科家传，又旁及王九峰、费伯雄之学，存真务实，独出手眼，"比之晚近外科诸家，实能融贯众科以自辅"。

（二）遵循《内经》，学有根本

中医经典是马培之学术思想的活水源头，从其著作的字里行间，能够感受到他对《内经》理论的重视。如马培之指出，"用药非精熟《灵》《素》，按脉辨证，平章阴阳，无以应手辄效"。他对于能够阐发《内经》要义于临床证治的后世医家也特别重视。他认为，"《灵》《素》不可不参，张、刘、李、朱四家尤不可不研究。假如内、外两证夹杂，当如何下手，岂可舍内而治外乎"。

马培之基于《内经》理论，视人体内外为统一的整体。其云："疮疡之生，概由六淫伤于外，七情扰于中，气血阻滞经脉，隧道为之壅塞。所以无论恶候危证，还是疥癣小患，无一不由内而达于外。故痈疽可以内散，破溃之后亦以内收。"以《医略存真》为例，凡基本概念及相关理论阐述，悉遵《内经》所论。如阐述痫、厥的病机时，言"《内经》则以肾虚为本"；谈到肿胀一病时，言"《灵枢》有水与肤胀、鼓胀、肠覃、石水"；叙述痿病时，言"《经》谓五痿皆生于热，而起于肺，以肺为五脏华盖，主大气，管一身，行属金而性畏火"等。而且，马培之在很多医论中都引用了《内经》的原文。例如，在《医略存真·温热论治》中，开篇即曰："《素问·至真要大论》篇曰：风淫于内，治以辛凉，佐以苦，以肝缓之，以辛散之；热淫于内，治以咸寒，佐以甘苦，以酸收之，以苦发之；湿淫于内，治以苦热，佐以酸淡，以苦躁之，以淡泄之。"论疵疽一病，引《灵枢·痈疽》所云："发于膝，名曰疵痈，其状大痈，色不变，寒热如坚石，勿石，石之者死，须其柔乃石之者生。"马培之的著作中，此类《内经》的原文还有很多，在此不一一列举。

（三）博采众长，师古不泥

马培之穷其一生研习中医学术，对中医各科皆有深入研究，尤以外科见长。他认为，病无常病，药无常方，不可拘泥于成法而漫无变通。在其治学及临证过程中，皆提倡博采家之长。马培之在脉理上的精奥之处，皆取自经典之训，遣方用药悉以张仲景方为基础，又强调不能"舍成法而师心自用"，广收博采众家效方及民间验方，并合家藏秘方、自制验方，整理成书。如《外科传薪集》《青囊秘传》共载有内服、外用之丸、散、膏、丹共 1000 余方，充分体现出马培之深求实学、兼采众长、善于总结的治学特点。

马培之对辨病拘泥古方、不究脉理个案者，持有自己的看法。如其所云："今之业疡医者，每执《正宗》一书攻消补托成法。然其论治似偏于补，有禁用针刀并追蚀之药，如乳岩、瘰疬、瘿瘤、痔漏。近世每惑其说，而施此法。至初溃已溃之证，毋论疔疮、时毒、鬓疽、肛痈等，均执旧方，一概托里消毒、八珍、十全大补、补中益气，而误于补。此总缘视证之未明，脉理之未究，经穴之未详，虚实之未辨，以致胸无把握，依样画葫芦耳。"马培之认为，陈实功立方乃当时之气运，以施其治疗，非拘补托也。现如今的医家不能一味地追求效仿古代名医的治疗方法，只拘泥于古人的成方而不识变通之妙，否则"犹胶柱鼓瑟，鲜能和其节奏者矣"。

马培之推崇王维德"全生派"之学术，在论述病案的治法时，多提到

《外科症治全生集》的治法。其云："是书务审病因，而辨章阴阳强弱，不失累黍，故世推为善本。"但马培之师古而不泥古，对此书中的有效治法评价为"此治法极是"，同时也指出了书中某些不足之处。如《马评外科症治全生集》中，马培之共评述 113 条，附秘方 8 则。此外，在《医略存真·刀针当用不当用之辨》中还提到："《全生集》乃谓疗疮以外，概不用针，譬之水势甚涨，不为疏导，必致决裂溃败，不可拯援。与其奔冲而患甚，孰若疏利而患小乎。大凡外疡肿痛者，脓成至七分，即当针刺；若至十分，空陷必大，甚而肤色紫暗，皮与肉离，溃久不敛，遂成败症。"马培之认为，刀针之法乃"疡科之首务"，不能一概禁之，用好刀针，则要视病情、部位而定。又如，王维德在《外科症治全生集》中提到，"以红白明疮疡之阴阳"，其认定红白两色，是痈是疽，治即痊愈，言"症之根盘逾径寸而红肿者谓痈，白陷者为疽"。但马培之对此观点则持有不同看法，认为不能拘泥于红白之色来区别疮疡之阴阳，所谓"诊视之时，全在察脉观色观形"。

二、学术特色

（一）治疗外疾，内外兼治

马培之精通内、外、喉三科，有着高深的造诣和成就，其中尤以外科见长。他强调外证不能只着眼于局部，要内外兼治，言"浑内外而为一，乃探源之始也"。

马培之非常强调外科医生要有广博的理论基础和扎实的内科功底。他在书中批评当时江浙一带仕宦之家重视内科而轻视外科，治外科众证只一味地按《外科正宗》之法，以致贻误病情。其云："余见仕宦之家每重内科而轻外科，谓疡科不按脉理，即外患亦延方脉家服药。此风江浙为最，是固因外科不谙脉理所致，然究未知内外之行并不悖也。即方脉家亦以外患为小恙，往往藐视外科，至其用药，则又徒执《正宗》成法，疮之外溃，俱投补托，而寒热虚实，亦复茫然……误人之处，岂浅鲜哉。"马培之还指出，《内经》论证原无内外之分，其原因在于"内伤诸疾，皆情欲所钟，元气先耗，继及脏腑，脏腑不和，则气血乖错，不能周行于身，而百病见矣。疮疡之生也，六淫伤于外，七情扰于中，气血阻滞经脉，隧道为之壅塞，有随激随发者，有积久而发者，无论恶证险候，即疥癣之小患，无一不由内而达于外"。正因为如此，当时医家称马培之"以外科见长而以内科成名"。

马培之治疗疡证时，既重视内在因素，又注意外在变化，以辨证论治为原则，随证选用治法。如《马评外科症治全生集·重订凡例》云："外科不能不明脉理。无论痈疽疮疡，症虽现于外，病必由于内……乃曰不谙脉理，尽可救人，真如梦呓。"又云："外科不能不读《灵枢》《素问》，肺痈、肺疽、肺痿，细辨脉象自知。"在治法上，马培之不局限于体表用药和排脓，而是将内、外（刀、针、烙、灸等）治法加以配合。如《医略存真·自序》中指出，"瘰疬可以内消，痈疽可以内散，破溃之证亦可内收，何尝于方脉外另树一帜乎？"此言外科疾病的治疗，应内、外治法结合。基于上述，可见马培之认为，对外科疾病应内外兼治，除了在刀针手法上需要真传口诀之外，尚需要深厚的内科功底。

（二）外科辨证，全面精要

辨证论治是中医的精髓。我国中医外科的辨证，早在宋代就已经提出了整体与局部、内在病机与疮疡外观相结合的思想。

马培之认为，外科不能不明脉理，无论痈疽疮疡，症虽现于外，病必由于内，故主张辨证治疗。其云："在气在血，入经入络，属脏属腑，舌苔可辨，脉理可参，一一切按，而密勘之，庶克有济。"若"视证之未明，脉理之未究，经穴之未详，虚实之未辨，以致胸无把握"，则治病只是"依样画葫芦耳"。因此，马培之一再教导其弟子说："表里寒热虚实，全在临证时察脉辨色，庶不致误。"

马培之强调外科辨证论治的重要性，在其《医略存真》和《马评外科症治全生集》中，均有充分体现。如《医略存真》中涉及很多外科疾病，都强调"凡此全凭眼力手法，以脉证合参，庶无查误"。他在《医略存真·论脑疽对口真伪之别》中慨叹："吁！每见今之病家、医家，悉以疡科为肤浅之学，不究脉理，改延方家，切脉立方，但知补托，不辨疮之形势，与火毒之甚，虽按脉而未解数大之象何证也，致用药多舛，良可慨夫！"王维德在《外科症治全生集·痈疽总论》中，称"认定红白两色，是痈是疽，治即痊愈"。马培之则指出，"不能以红白二色分阴阳也，须知阴中有阳，阳中有阴，有真寒假热，有真热假寒。如执色白之说，则有色白按之烙手，脉洪数者，其将作疽治欤？泥色红之说，其有色红按之不热，脉不洪数者，其将作痈欤？""初起属阳，溃久血衰，变为阴寒者，断不可施痈药"。又如，关于气候因素对外科疾患的影响，马培之指出，光绪四年气候偏热，夏秋所患皮白诸症，属热者多……大暑至白露，太阴湿土司令，客气虽属寒水，然有伏热，一二日后，寒亦化热。当时治法，均以凉剂而效，投温药者，十无一消。此岁月之热证也。由此足以见外科辨证之重要。

（三）既求方脉，刀圭亦精

马培之认为，"凡业疡科者，必须先究内科，《灵》《素》不可不参，张、刘、李、朱四大家尤不可不参；痈疽可刺，刀针之不能不用，而不可乱用；至外用之丹散，亦当详审看证"。马培之非常重视外科医生临证技艺的培养，包括方药应用，刀针、火灸的施行，有效验方之搜集和应用等。

马培之反对王维德"力戒刀针手法"的看法，指出"刀针有当用，有不当用，有不能不用之别，如谓一概禁之，非正治也"。他认为，外科用刀针主要在于排脓引流；一概禁之，痈脓任其自溃，势必至筋烂骨伤，腐败不起，故"针固疡科之首务"。至于如何用好刀针？马培之认为，一是掌握时机，如外疡脓成至七分即当用刀针；若至十分，空陷必大甚，肤色紫暗，皮与肉离，溃久不敛，遂成败症；若皮白而脓肿在筋骨之间，早刺反泄其气，脓亦难出。二是分清部位，凡在头顶以上及咽中之症不可轻刺。三是针对疾病，如痈疽可刺，而瘰瘤、恶核、石疽、乳岩及凡坚硬之症并禁用针，针之立败。又如，疔疮多为内腑积热，邪搏于经，血凝毒聚，切不可以艾灸，助其火势，亦不可轻易动刀。如脓未成只能用刀剔破或用针刺入分许，使药性可以入内，冀其止痛消散；若刀深入则胬肉突出，溃脓之后肿不能消。由此看来，马培之运用刀针有严格的适应证，并非滥用刀针，或者忌用刀针，其稳健通达，不失大家风范。

（四）遣方用药，和缓平正

马培之遣方绵密，用药和缓平正。观察马培之医案的用药，因热证十居八九，故方以阴寒之品为要，但组方能达到泻火而不伤阳、祛湿而不伤阴、养阴而不伤正、扶正而不敛邪的目的。如黄连与干姜，法夏与麦冬，生地与西洋参，元参与连翘等，均为马培之的常用药对。《医略存真·汤火伤》中，以"雷真君逐火丹"（当归四两，生黄芪三两，茯苓三两，大黄五钱，甘草五钱，黑荆芥三钱，防风一钱，黄芩三钱）治疗水火烫伤，并解释说："服此方大有意义，当归为君，以之和血；黄芪为臣，托其正气，使火邪不致内攻；茯苓泄肺金之热；大黄、黄芩泻阳明之火；甘草解毒定痛；荆、防使火邪仍从外出。屡用屡验，分量不可丝毫增减。"足见其组方之细密周到、用量之精细准确。

马培之用药平和，反对滥用峻猛之药。如从《马培之外科医案·颈核》中，可以看出其反对用峻猛之药拔核。他认为，"核出而根不化，且有头项俱肿，发热不食而败者，其猛烈盖可知矣"。马培之不赞同《外科症治全生集》中"子龙丸常服"的方法。其云："夫大戟、甘遂，乃行水劫痰之峻品，即炮制得宜，亦大损气，故有呕吐、泄泻，甚至不保其生，则此法不可行也。"在博考前方的基础上，马培之认为，"唯逍遥散合二陈，标本兼施，最为可恃……各随其症加减，庶有效验。若专治外患，不审本原。气血既衰，变即蜂起，可不惧乎"。又如，《马培之外科医案·痈疽疮疡用药禁忌》中云："古方之消散膏丹，用蟾酥、蜈蚣、全蝎，取其以毒攻毒，而瘰疬、马刀、失荣、乳癌等症，以蟾酥等外治，每每起泡皮腐。盖七情火郁于里，不得以辛温有毒之品外治。即如风火热毒，湿热疮痍癞癣，古方有用轻粉、雄黄、硝、矾、花椒等药，用之反增痒痛，肌肤疡腐。总之，皮色红热及色白，而皮肤燥裂者，均不宜温燥之药敷搽，只可辛凉之品。"总之，马培之强调，临床上不仅不能随意应用药性峻猛之内服药，即使是外用药，也应该根据病情、病位等辨证、合理地使用，杜绝滥用峻猛之药。

马培之在重视辨病辨证的同时，也非常强调"药力"。如《医略存真》中云："看症辨证，全凭眼力；而内服外敷，又在药力；药性不究，如何应手？假如火毒疮疡，用辛燥之药外治，立增其痛，立见腐烂。"所谓讲究眼力，就是要能深入剖析病情，抓住疾病癥结所在；讲究药力，就是要注重药物的性能、专长、配伍、炮制等，以利药效充分发挥。诚如《医略存真·自序》所云："古人治一病，立一方，何药为君，何药为佐，君以何药而能中病之的，佐以何药而能达病之里；或炒，或煅，或姜制，或酒浸，或蜜炙，或生切，或熟用，或生熟并进；孰升孰降，孰补孰泻，孰为攻伐，孰为调和，孰宜辛凉，孰宜甘苦，孰宜咸寒酸淡；若者养荣，若者和卫，若者入于经络，若者通乎脏腑，若者治乎三焦，皆几费经营配合而成，大有精意存乎其间。后之学者，必穷究前人用意之所在。"

马培之一生收集验方甚多，而且用于临床有效者皆公开流传，许多方剂有较高的实用价值。

马培之

临证经验

一、内科疾病

（一）感冒

马培之认为，感冒之病因，不外乎感受风邪疫毒，加之正气虚弱，导致肺卫功能失常，营卫失和，正邪相争，则恶寒、发热、头痛、身痛；肺失宣肃，则鼻塞流涕、咳嗽咽痛。马培之在论感冒治疗时，以阴虚感冒为例，治以先疏其邪，后养其阴之法。

案例 1

景左，脉象左关弦强，右寸沉濡。阴虚肝旺，肺气不足。刻下兼有感冒，咳嗽喉痒，鼻流清涕。先以清疏，邪解之后，为调理。牛蒡子、前胡、桔梗、橘红、法半夏、桑叶、杏仁、生甘草、茯苓、枳壳、姜皮、象贝母。

——《马培之医案·感冒》

按语：此案病机属阴虚肝旺，肺气不足，刻下兼有感冒，治先清疏其邪，待邪解之后再为之调理。

案例 2

薛右，恶寒发热，头痛身疼，脘闷无汗，脉来弦紧，卫阳疏而风寒外袭，例用辛温解散。羌活、苏叶、川朴、法半夏、防风、桔梗、杏仁、广皮、姜、葱白。

——《孟河马培之医案论精要》

按语：此案病机属卫阳疏而风寒外袭，治以辛温发散之法。

（二）咳嗽

马培之认为，咳嗽的病因，对外感咳嗽而言，是六淫外邪犯肺；对内伤咳嗽而言，为脏腑内伤，功能失调，累及于肺所致。无论邪从外入，或邪自内生，均影响及肺，致使肺失宣肃，肺气上逆发为咳嗽。马培之认为，外感咳嗽多是新病，常突然发生，病程短，治宜宣肺散邪为主，根据感邪性质的不同而分别论之；内伤咳嗽多是宿病，常反复发作，迁延不愈，证属邪实正虚，治当扶正祛邪，分清主次，标本兼顾，应重视治肝、脾、肾等。如其所云："内伤咳嗽，必须兼顾脾肾……如湿寒侵肺，郁久化热，投以清润，热虽暂清而咳减，然湿仍郁伏而为厉，肺气焉能清降，咳必复增。"

案例 1

通州顾左，三十六岁，先天不足之体，脾弱不能化津，变饮生痰，停蓄胃中，痰随气升，致生喘咳，不能右卧，喘急则涕泪交流；肺气亦亏，脉来弦疾，左关较大；谷减神羸。水弱肝强，痰饮不化。拟养阴柔肝，扶脾化饮，兼肃肺金。北沙参三钱，怀山药二钱，甜杏仁二钱，法半夏一钱，炙款冬花一钱五分，海螵蛸一钱五分，橘红一钱，煅牡蛎三钱，炒香瓜子壳三钱，云苓三钱，黑料豆三钱，旋覆花一钱五分。又：法半夏四两，食盐五钱，共研细末，和匀，每服二钱，开水下。

复诊：痰气较平，咳嗽较减，右卧稍好。宗前法进治。原方去旋覆花、北沙参，加参须一钱，玉竹一钱五分，红枣三枚。

——《马培之医案·咳嗽》

按语：此案病机属脾肾两虚，水弱肝强，痰饮停蓄不化，上逆导致喘咳。治以养阴柔肝，扶脾化饮，兼肃肺金之法。

案例 2

湖南周左，旧有血疾，吐则倾盆成碗。头额畏寒，冬时小溲勤短。气为血之引导，血为气之依归，气虚不能统血。正当壮年，阳事不举，脏真之气已衰，补气摄血，一定之法。近日头额又觉畏寒，喉际干燥，痰多气少作呛，中虚夹邪，客寒引动内痰，则是此故。拟用参苏散加减。党参、橘红、炙甘草、红枣、茯苓、法半夏、川贝母、当归、苏梗、黑荆芥、杏仁、生姜。

——《孟河马培之医案论精要·咳嗽》

按语：此案病机属中虚夹邪，客寒引动内痰，治以理气化痰之法。

案例3

皖南曾左，操劳过度，心肾营阴皆亏，阴火上升，络伤血动，旋即舌腻痰多；冬时咳嗽，恶寒内热，寝汗，胃呆，喉咙作痛，神疲力乏，颈左右瘰疬丛生，脉象弱细微数。虚中夹邪，肺虚不能卫外，脾虚不能运化，液变为痰，证非轻候。培土养阴，以肃肺金。南沙参、紫菀、云茯苓、川贝母、当归、怀山药、桔梗、炙甘草、款冬花、制半夏、甜杏仁、料豆、枇杷叶。

二诊：药后恶寒盗汗已减，唯咳未平，咽痛痰多，音犹未开，痰气滞于脉络，还宜培土生金，兼以肃肺。原方去料豆，加橘红、竹茹。

——《孟河马培之医案论精要·咳嗽》

按语：此案原本已患"劳伤"之病证，复因冬时感寒而致"虚中夹实"，故据脾肺两虚之病机，治以培土养阴、清肃肺金之法。

案例4

程左，肾水久亏，肝阳上亢，肺金受其销铄，呛咳气喘，声嘶咽痛，色红微碎，妨碍饮食。证非轻候，急为清肝保肺。南沙参、大麦冬、瓜蒌皮、蛤粉、粉丹皮、甜杏仁、炙百部、马勃、川贝母、薄橘红、京元参、竹叶、梨。

——《孟河马培之医案论精要·咳嗽》

按语：此案病机属肾水久亏，肝阳上亢，肺金受其销铄，急治以清肝保肺之法。

案例5

俞右，风寒激动脾湿，咳嗽，鼻塞不和，舌苔腻黄。气血素亏，不宜过表，拟轻剂投之，用杏苏二陈加味。杏仁、苏梗、桔梗、蒺藜、法半夏、陈皮、前胡、荆芥、橘红、枳壳、生甘草、姜皮、竹茹。

二诊：咳嗽、鼻塞已减，脉沉细关弦，舌苔满白，中带灰腻。积劳伤中，心脾受亏，木不调达，湿痰留滞于中，胸胁不畅，胃不和则卧不安。拟先和肝胃，俾浊痰下趋，再商调养。大丹参、法半夏、陈皮、合欢皮、枳壳、云茯苓、郁李仁、郁金、苡米、佩兰、秫米、竹茹。

三诊：舌苔尽化，胃浊已清，厥阴气火亦降。营血素亏，心脾之虚未复，当以养营调中。当归、大丹参、柏子仁、合欢皮、怀山药、佩兰、法半夏、陈皮、谷芽、龙齿、红枣。

——《孟河马培之医案论精要·咳嗽》

按语：此案患者气血素亏，复因风寒激动脾湿而致咳嗽，因不宜过表，故拟轻剂投之；继而，针对木不调达，湿痰留滞之病机，和肝胃兼祛湿痰；待胃浊已清，厥阴气火亦降，再养营调中。

案例6

朱左，水亏不能涵木，化气化火，上干肺胃，清肃不降，呛咳气逆，甚则作吐，气火冲激，营络不和，甚则咯红，少腹结瘕，攻逆作痛。拟肃肺和胃，兼以柔肝。北沙参、杏仁、炙甘草、丹参、山药、合欢皮、半夏、橘红、紫菀、云茯苓、胡桃肉、竹茹。

二诊：五脏六腑皆令人咳，胃咳之状，咳而呕，呕甚则长虫出。数年来咳则呕吐痰水，肺胃之气已亏。叠进和中肃肺，脉息已静，苔腻黄已化，湿痰渐清。古法治嗽，必以胃药收功，拟用六君子加味。参须、於术、半夏、炙甘草、煨姜、杏仁、合欢皮、橘红、竹茹、款冬花、胡桃肉、红枣。

——《孟河马培之医案论精要·咳嗽》

按语：此案病机属水亏不能涵木，气火上干肺胃，而肺胃之气已亏；先治以和中肃肺兼以柔肝之法，进而必以胃药收功。

案例 7

荣左，左脉弦数，肝阳浮越于上，痰清稀冷，中阳不足，子受母气，金寒则嗽，金热亦嗽，寒饮郁于中宫，肺气焉能清肃。抱恙已久，肺气已虚，金不制木，木反侮金，故喉际燥痛。拟调脾肺，兼制肝阳。北沙参、怀山药、法半夏、云茯苓、百合、牡蛎、款冬花、橘红、炙甘草、甜杏仁、冬虫夏草、煨姜、红枣。

二诊：脉象已静，浮阳已敛，右寸沉郁，肺气虚寒，水饮上泛，咳而音腻，痰从咽喉咯出，清稀而冷，中阳亦复不足。拟温中化饮，以肃肺金。焦白术、制附子、炙甘草、法半夏、款冬花、橘红、茯苓、旋覆花（包）、杏仁、牡蛎、煨姜、红枣。

丸方：（霜降后服）党参、法半夏、杏仁、茯苓、新会皮、制附子、肉桂、炙甘草、核桃肉、於术、破故纸、款冬花。

上药为末，取姜 30 克，红枣 100 克，煎汤为丸。服半料后加熟地 100 克。每服 9 克，开水送下。

——《孟河马培之医案论精要·咳嗽》

按语：此案初诊病机属肝阳上越，肺失清肃，故治以调脾肺，制肝阳之法；二诊浮阳已敛，故治以温中化饮以肃肺金之法。

案例 8

华左，咳嗽最难医，以其难于立止也。恙起去秋，血后不能右卧，卧则气升痰上。左属肝伤，右属肺损，经治之后，渐可右卧，烧热亦除，而咳未减，子丑之交，仍气升痰上，甚则汗出，神疲乏力，肾气不藏，肺虚又少外卫，脉来弦数不静，损怯堪虑。转瞬夏令，少阴用事，当保肺为要。用培土生金，兼纳肾柔肝之法，更当节劳静养为宜。北沙参、粉丹皮、黑料豆、石斛、贝母、香青蒿、潼沙苑、山药、女贞子、鳖甲、杏仁泥、功劳叶、全当归、牡蛎、红枣。

——《孟河马培之医案论精要·咳嗽》

按语：此案病机属肺虚肾衰，治以培土生金，纳肾柔肝之法。

案例 9

张左，肺肾为子母之脏，金水相生，水亏于下，肺之清肃不降，呛咳气升，五更尤甚，日来频见梦泄，君相不安，脉来细数，拟养阴肃肺。南沙参、杜苏梗、大麦冬、炙紫菀、大贝母、瓜蒌皮、甜杏仁、马兜铃、法半夏、枇杷叶。

——《孟河马培之医案论精要·咳嗽》

按语：此案病机属水亏于下，肺失清肃，治以养阴肃肺之法。

案例 10

梁左，气虚夹痰之质，又感外寒，内夹饮食，未经疏解，而投补剂，邪与湿痰互蔽于中，胸膈不畅，发热咳嗽恶风，四肢困倦，溺黄，大便不畅，脉象弦细而数。邪恋不达，急为和解，不至缠绵为要。炙前胡、杜苏梗、杏仁、橘红、枳壳、法半夏、云茯苓、川贝母、佛手、生姜。

——《孟河马培之医案论精要·咳嗽》

按语：此案属气虚夹痰，复感外寒之证。针对刻下邪与湿痰互蔽于中之病机，治以疏风解表、化痰理气之法。

（三）哮证

马培之认为，哮证的发生，乃宿痰内伏于肺，又因为外感、饮食、情志、劳倦等诱因触发，以致痰阻气道，气道挛急，肺失肃降，肺气上逆所致。其根本原因在于痰，痰的产生责之肺不能布散津液，脾不能转输精微，肾不能蒸化水液，以致津液凝聚成痰，伏藏于肺，成为哮证发生的"夙根"。发时治标，平时治本为哮证治疗的基本原则。从《马培之医案》的记载来看，多为平时扶正治本，阳虚者应温补，阴虚者宜滋养，分别采取补肺、健脾、益肾等法。

案例 1

陈左，阴虚肺热，脾有湿痰，又触外寒，引动宿哮，寒热、咳嗽、气喘，当清疏肃肺化痰。青蒿、川贝母、法半夏、橘红、枳壳、茯苓、杏仁、瓜蒌、桑叶、前胡、生姜、枇杷叶。

——《马培之医案·哮喘》

按语：此案病机属阴虚肺热，脾有湿痰，治以清疏肃肺化痰之法。

案例 2

俞左，哮喘多年，卧则气升痰上，胸膺闷塞，小溲有时不禁。肺为气之主，肾为气之根，母病及子，气少归窟。痰之标在脾，痰之本在肾，肾气不收，湿痰随之上泛。拟扶脾化饮，兼纳肾气。潞党参、焦白术、款冬花、细辛、炙甘草、橘红、法半夏、茯苓、大白芍、干姜、五味子、红枣。

——《马培之医案·哮喘》

按语：此案病机属脾虚痰湿兼肾不纳气，故治以扶脾化痰饮兼纳肾气。

案例 3

高左，肺气不清，脾多痰湿，肝阳又复上僭，呛咳气喘，不能动劳，势成哮恙。当清肃肺胃，兼以柔肝。法半夏、款冬花、杏仁、合欢花、南沙参、炒苏子、云茯苓、橘红、炙桑皮、川贝母、旋覆花（包）、枇杷叶。

——《孟河马培之医案论精要·哮证》

按语：此案病机属肺气不清，肝阳上亢，治以清肃肺胃兼以柔肝之法。

案例 4

林左，寒哮举发，当温肺散寒。前胡、桑皮、蚕沙、款冬花、茯苓、甘草、苏子、半夏、秦艽、杏仁、白前、桂枝、麻黄、姜。

——《马培之医案·哮喘》

按语：此案病机属寒邪袭肺，治以温肺散寒之法。

案例 5

杭城徐左,自秋至冬,口腻,痰多舌白,触凉则痰嗽益增。肺气上亏,邪恋不达,势成哮喘之虞。拟用温肺饮主之。炙款冬花、云茯苓、橘红、紫菀、甘草、干姜、制半夏、杏仁、枳壳。

——《孟河马培之医案论精要·哮证》

按语：此案病机属素有寒痰,肺气上逆,治以温肺理气化痰之法。

案例 6

顾右,肝营不足,脾有湿痰,肺之清肃不降,痰嗽气喘,作时不能平卧,经今二年,势成哮恙。当温肺化痰,兼以肃降。款冬花、半夏、桑皮、川贝母、杏仁、瓜蒌仁、茯苓、旋覆花、南沙参、怀牛膝、橘红、姜。

发时服方：苏子、瓜蒌仁、桑皮（蜜炙）、黄芩（酒炒）、海浮石、川贝母、款冬花、橘红、白果肉、枇杷叶、竹茹。

——《孟河马培之医案论精要·哮证》

按语：此案病机属脾有湿痰,肺失肃降,治以温肺化痰兼肃降之法。

（四）喘证

马培之认为,喘证主要在肺、肾,亦与肝、脾等脏有关,因而在用药上要全面考虑。虚喘,不外乎肺虚气失所主,肾虚摄纳失常所致。其治主要在肺、肾,尤当重视治肾。马培之认为,肺为气之主,肾为气之根,喘证在肺者为实,在肾者为虚。辨清虚实后,治疗上实喘治肺,虚喘治肾。临证再结合辨虚实、寒热,综合分析临床表现,进一步明确病变脏腑加以辨证施治。

案例 1

胡左,喘咳有年,肺肾气虚,脾湿陷下,足肿而冷,以及少腹,小溲欠利,不能动劳,脉来濡细。湿盛阳虚,虑其邪入有不克平卧之势,证非轻浅,真武汤加减,喘平乃佳。熟附子、陈皮、白术、牛膝、黑料豆、淡干姜、杏仁泥、苡米、法半夏、茯苓。

二诊：喘势稍平，唯不能动劳。肾虚气不归窟，足冷稍和，而肿未减，气不化湿，仍议昨法，参以纳肾之品，俾气归于肾，渐可以安。参须、破故纸、白芍、白术、法半夏、核桃肉、熟附子、新会皮、牛膝、黑料豆、茯苓、炒黑干姜。

——《马培之医案·哮喘》

按语： 此案病机属肺肾气虚，脾湿陷下，治以温阳利水之法。

案例 2

秦左，实喘治肺，虚喘治肾，肺主出气，肾主纳气。衰年下元虚乏，动则气喘，宜用填补，所谓上实下虚，上病则下治也。熟地、怀山药、磁石、山萸肉、车前子、炙龟板、茯苓、五味子、破故纸、核桃肉、怀牛膝。

——《马培之医案·哮喘》

按语： 此案病机属肾不纳气，上实下虚，治以补肾纳气之法。

案例 3

冯左，肺为气之主，肾为气之根，喘之一症，在肺者为实，在肾者为虚。体质素丰，脾湿多痰，加以烦劳怫郁，心肾交亏，木不调达，脾肾之气逆奔而上。寒冬已有喘咳，春来举发，不能平卧，渐至两腿足肿，便艰溺涩。旬余之前患唇疔，肿消脓出，尚未完口，此心肝郁热所致。溃后阴气亦伤，四肢不和，精神涣散，有时谵语，谷食甚微，动则喘甚，真阳衰微，元海无根，病史极险。拟贞元饮加扶元纳肾，气平乃吉。麦冬、龙齿、白芍、附子、炒生地、料豆、半夏、五味子、归身、党参、炙甘草、燕窝、青铅。另：人参、蛤蚧、麦冬，煎汤代水。

二诊：昨进贞元饮，脉沉较起，肝脉较平，似乎转机，从原方进步。原方加怀山药、粳米，增附子 0.6 克。

——《马培之医案·哮喘》

按语: 此案患者体质素丰,脾湿多痰,因劳伤而心肾交亏,肝失条达,内有郁热。刻下病机属唇疔溃后,阴气受伤,真阳衰微,治以扶元纳肾之法。

案例4

广东陈左,脉象弦大,左寸沉濡,关部沉滑,气虚寒客下焦;狐疝多年,劳则坠胀作痛;太阴脾有湿痰,冬时则气升喘咳,痰湿旁流于络,臂痛作肿。拟温肺化痰,兼纳肾气,先治其嗽。法半夏、炙甘草、橘红、黑料豆、姜、沉香、杏仁、苡仁、紫菀、白果、冬术、旋覆花、茯苓。

二诊:外寒引动内痰,肾气上浮,咳而微喘,胸膺不畅,喉际作痒。昨投温肺纳肾,逆气略平,仍昨法中加以宣畅。前胡(蜜炙)、苏子、橘红、白果、炙款冬花、茯苓、紫菀、姜、炙甘草、法半夏、旋覆花、杏仁、枳壳、桂枝。

三诊:脾有积湿,变饮生痰,渍之于肺,夜来则气升痰上,咳而作喘,足跗浮肿,肺气不降,拟三子养亲加味主之。苏子、杏仁、苡米、白芥子、法半夏、茯苓、莱菔子、姜、款冬花、炙甘草、橘红。

四诊:进三子养亲,痰嗽较减,气逆较平,唯足肿未退,脉弦缓滑。脾湿不清,前法加减。原方加桑皮。

五诊:连日咳减痰稀,胸膺亦畅,唯夜分咳时尚难平卧,脉弦缓滑。肺虚寒伏,积饮不清,肾气少藏,拟温肺饮主之。法半夏、白前、瓜蒌仁、茯苓、橘红、炙甘草、桂枝、杏仁、苏子、炮姜、款冬花、旋覆花。

六诊:寒痰喘嗽已愈八九,足肿未退,右少腹气疝坠胀,仍宜养肺为主,理气佐之。参须、款冬花、云茯苓、橘红、法半夏、桂枝、瓜蒌仁、炙甘草、白前、苏子、干姜炒黑、杏仁。

——《孟河马培之医案论精要·喘证》

按语: 此案病机属气虚寒客下焦,太阴脾有湿痰,痰湿旁流于络。先治以温肺化痰兼纳肾气之法；待逆气略平后，于前法中加以宣畅之品；进而辨证运用理气、化痰、温肺等法；最终以养肺之法为主，理气佐之。

案例 5

刘右，气虚寒伏于肺，脾经又多痰湿，咳而作喘，动则气升胸闷。肾气不纳，肺气不降，拟纳气降气以化湿痰。北沙参、怀牛膝、法半夏、沉香、紫菀、茯苓、杏仁、橘红、破故纸（盐水炒）、旋覆花（包）、川贝母、生姜、枇杷叶。

——《孟河马培之医案论精要·喘证》

按语： 此案病机属气虚寒伏于肺，脾经又多痰湿，治以纳气降气以化湿痰之法。

案例 6

薛左，肺肾交虚，多痰喘逆，仿金水六君法。熟地 15 克，法半夏 4.5 克，云茯苓 6 克，煅牡蛎 12 克，制於术 4.5 克，橘红 3 克，川贝母 4.5 克，炒牛膝 3 克，苏子 6 克，核桃肉 2 枚。

——《孟河马培之医案论精要·喘证》

按语： 此案病机属肺肾两虚，痰多气逆，治以补益肺肾兼以化痰之法。

（五）痰饮

关于痰证与饮证，马培之谓："痰者，津液所变，因热而成；饮者，饮水不消，因寒而蓄。痰则稠浊，饮则清稀，痰与饮皆一类也。"马培之论痰饮专门有一篇论著，详细地阐述了自己对痰饮的病名、分类、病因等的认识。其强调痰饮的病因病机，主要在于脾胃气弱而致。如其言"痰生于脾，饮生于胃，脾胃气弱，所饮水浆不能传化，初则清稀，久则黏腻，由胃傍流，传于脏腑经脉，以及肢节皮肤，上至头顶，干至足底，无微不至，故痰饮之为病，十居八九"。

马培之治疗痰饮，遵《金匮要略·痰饮咳嗽病脉证并治》"病痰饮者，当以温药和之"之宗旨，以温阳化饮为基本治疗原则，因为饮为阴邪，遇寒则凝，得温则行。马培之在论及痰法的治疗时，明确指出"脾肾之痰，宜以温和，勿使肺药；肺经之痰，可略兼脾药"。马培之在医案中，提及了"留饮"。所谓留饮，也是痰饮病的一种，因饮邪日久不化，留而不去，故名。在治疗的时候当先逐饮，而后宜健脾温肾，扶正化饮。马培之在《马培之医案》中，就痰饮病的各种类型都进行了辨证施治的论述，并指出分清标本缓急、表里虚实而采取相应的治疗措施很重要。

案例 1

曩有安徽崔某，四肢腰背强直作痛，指节伸而难曲，足跟吊起，行步如跃，魄门上缩寸余，粪如猫屎，已七八年。遍谒诸医，有谓为痹证者，有谓为肝肾血虚者。然诊其脉，沉弦有力，留饮证也。饮蓄经隧，经气不行，以致大筋软短，小筋弛长。肺主气，管摄一身与血循环，与大肠相表里。饮浊阻格，肺气不能输，故魄门紧缩而不达，此非急逐其饮不济。遂用化痰流气通经法，以二陈加枳壳、乌药、当归、秦艽、怀牛膝、独活、竹茹、瓜蒌仁、桑枝，兼进指迷茯苓丸，一月而诸症悉退。后用养血舒筋之剂，调理月余始复。

——《医略存真·痰饮》

按语：此案病机属饮蓄经隧，经气不行，筋脉不利，肺气不输，大肠传导不利。先治以化痰流气通经法，继而再用养血舒筋之法调理。

案例 2

某，《经》以劳风发于肺下，《金匮》以之叙于痰饮门中。寒喘咳嗽有年，肺虚气不卫外，以致不时恶风祛冷，易于感冒。处暑甫过，即欲衣棉，中阳式微，是明征也，亦劳风证也。脉象虚弦带紧，舌白而腻，新感寒邪未清。用建中加味。黄芪、桂枝、广皮、炙草、款冬花、煨姜、党参、半夏、白芍、茯苓、红枣。

二诊：脉来紧象已退七八，寒邪犹有一二未化，舌白腻已宣，心胸不畅，痰多作恶，湿痰阻胃。病久正虚气弱，虽有余邪，不宜过于开泄。拟用参苏二陈加味，轻剂投之。参须、茯苓、甘草、款冬花、苏梗、竹茹、当归、法夏、杏仁、枳壳、陈皮、煨姜。

三诊：表邪已去八九，苔亦渐化，脉象弦细带疾，胃气未和，阳明浊痰未清，似觉口干，食不知味，夜卧恍惚不安，闻声惊惕，肢节作痛。气阴两虚，阳明不和。拟养荣和中，以苏胃气。参须、合欢皮、云茯神、佩兰叶、丹参、竹茹、法半夏、南沙参、甜杏仁、广皮、谷芽、冰糖。

——《纪恩录》

按语：此案初诊病机属肺虚气不卫外，中阳式微，新感寒邪未清，治以温健中阳之法。二诊，针对湿痰阻胃，表邪未尽之病机，治以和胃祛痰兼疏表邪之法。三诊，针对胃气未和，阳明浊痰未清，气阴两虚之病机，治以养荣和中，以苏胃气之法。

案例3

脾为生痰之源，肺为贮痰之器。痰即水也，其本在肾，其标在脾，脾虚则生湿，肾虚则水泛。咳嗽远年，五更溏泄，命火衰微，气不摄纳，日来跗肿，动则喘促，防水气上升，有胀满之患。急为温肾运脾，不必见嗽治嗽。东洋参、怀牛膝、杜仲、炙甘草、野於术、怀山药、何首乌、破故纸、菟丝子、料豆、制半夏、煨姜、大枣。

——《孟河马培之医案论精要·痰饮》

按语：此案病机属命火衰微，气不摄纳，治以温肾运脾之法。

案例4

保定何云藻来，袖出马松甫手书，嘱为其一诊。春间咳血后，心悸遗精，胸痞作胀，头重而眩，行欲倾跌，形丰，脉滑大尺重。此痰湿停中，厥阳上冒于颠。用温中降浊，苓姜术桂合二陈，服四剂再诊。

二诊：恙已见轻，唯头觉重，原方加附子。

三诊：头重已愈，下部有力，胸腹未舒，原方加小茴香。

四诊：恙已痊愈，用温养脾肾法作丸调理。

——《孟河马培之医案论精要·痰饮》

按语：此案病机属痰湿停于中，厥阳上冒于颠。初诊治以温中降浊之法，二诊加附子以温阳，三诊加小茴香散寒和胃理气，四诊以温阳脾肾法调理。

案例 5

安徽张左，操劳思虑，心肾营阴皆亏，肝气又多怫郁，气化为火，液变为痰，火犯阳经，冲破血络，以致巨口咯红。嗣后又增呛咳，不能平卧，形寒怯冷。肺为气之主，肾为之气根，肾气少藏，肺虚气不能外卫。脉象弦细涩数，两寸沉濡。涩为血少精伤，数为营液之耗；沉为郁，濡为气弱。脉症如此，损怯之萌。拟养肺纳肾，兼摄肝阳，更宜悉心静养，俾龙雷潜伏，肺气始安。西洋参、当归（盐水炒）、百合、金樱子、怀山药、甜杏仁、抱茯神、黑料豆、炙甘草、潼蒺藜、川贝母、左牡蛎、毛燕（煎汤代茶）。

二诊：气虚生寒，阴虚生热，金水犹亏，龙相不藏，呛咳气逆，不能平卧，下午恶寒作热，多梦纷纭，脉见弦数。气虚于表，阴虚于里，损怯之门，拟金水并调，以除虚热。前方加功劳子、炙甲片、黄芪皮。

三诊：肺朝百脉之气，肾司五内之精，阴精上承，天气下降，精神内守，病安从来。烦劳伤阴，心火肝阳上亢；咯血之后，呛咳不平，外寒内热。夫气为血之帅，血为气之辅，脉见虚数，气血俱虚。阳微不能卫外，营耗于里，调剂以来，脉数稍减，热亦稍退，咳亦略疏，再加静养功夫，自能日增佳境。仍宗前法进步，原方加金石斛、煨姜。

四诊：脉大已敛，数亦较平，内热较轻，恶寒未尽。唯咳呛难于平卧，是属肺损；且肾气未能收摄，少腹气升作呛；阴火未静，喉际作燥，厥阴绕咽，少阴循喉，肾水不升，肝阳不降。际当春令，而脉转静，是佳兆也。拟金水并调，以敛浮阳。大生地（蛤粉拌炒）、西洋参、川百合、金樱子、左牡蛎、麦门冬、法半夏、潼沙苑、黑料豆、甜杏仁、玉竹、当归。

五诊：调金水，制虚阳，咳减痰稀，尚难安卧，咳时痰自右胁转旋而上，此络中必有停痰留饮，肺之清肃少降。日来大便燥结，喉际犹痛，脉细数，左尺较大，脏阴有亏，营液耗损，仍调金水，以敛浮阳。大生地（蛤粉拌炒）、麦冬、女贞子、西洋参、甜杏仁、牡蛎、橘红络、冬虫夏草、法半夏、金樱子、竹茹、松子仁、冰糖。

六诊：咳谓有声无痰，嗽谓有痰无声，嗽因脾湿动而痰气侵。痰即水也，湿也，聚水成其类也。痰之标在脾，痰之本在肾，以肾为水脏，肾虚不能约水，肾气浮则诸气皆浮。肾虚水泛，自腰胁而上，咳嗽连声，而痰甫旋出，觉腰内空虚，此系肾虚显著。且汤饮入胃，即觉下流腰胁，此乃中虚不能砥柱。仲景治饮，有内外之分别，外饮治脾，内饮治肾，均以温药和之。今仿其意，用金水六君加味。生地、当归、云茯苓、牡蛎、黑料豆、乌贼骨、怀山药、参须、制半夏、炙甘草、橘红、榧子肉。

——《孟河马培之医案论精要·痰饮》

按语：此案患者素有劳伤，属心肾营阴皆亏；肝气怫郁，内有痰火；火犯阳经，以致咯血。刻下病机，属肺肾气虚，血少津伤，肝阳上亢。初诊，治以养肺纳肾兼摄肝阳之法。二诊，针对气虚生寒，阴虚生热，金水犹亏，龙相不藏之病机，治以金水并调，以除虚热之法。其后大体仍宗前法治疗，其间根据证候病机转化，立法遣方用药略有出入。

案例 6

乔左，饮邪喘咳年久，今夏咳增喘甚，痰不易出，呼吸有音，脉沉小滑数，右寸虚濡，肺气已亏，神疲嗜卧，虑其足肿，证势非轻。拟养阴肃肺，兼化湿痰。北沙参、法半夏、款冬花、茯苓、怀牛膝、橘红、旋覆花、甜杏仁、牡蛎、沉香、白果。

二诊：气虚痰喘已久，盛暑之时，加以烦劳，肺气益虚，神疲嗜卧，脉虚小兼数，舌苔微黄。拟益气养阴化痰。西洋参、橘红、法半夏、杏仁、茯苓、怀山药、北沙参、毛燕、牡蛎、料豆、怀牛膝、款冬花。

三诊：素禀阳虚痰甚，加以烦劳，阳气暴升，痰鸣自汗，头目昏晕，数日来喘咳较平，而汗不收，神糊嗜卧，面浮身热，舌苔后半黄腻而滑，微有暑邪，脉虚小而滑数。阴伤气耗，湿痰弥漫于中，虑有内闭外脱之虞，证势极重。拟益气养阴化痰。西洋参、川贝母、橘红、半夏、龙齿、牡蛎、炙甘草、毛燕、茯神、杏仁、旋覆花、山药。

四诊：气虚痰恋膈上，得吐痰则神情清爽，否则神倦嗜卧，显系湿浊痰蒙蔽清阳，时多呓语，指节蠕动，脉沉滑，舌苔黄。阴伤气耗，仍清气养阴，以化湿痰。西洋参、法半夏、枳壳、竹茹、川贝母、橘红、瓜蒌仁、金沸草、茯苓、蛤壳、枇杷叶、毛燕。

五诊：原方去竹茹、瓜蒌仁、茯苓，加龙齿、丹参、女贞子。

六诊：头目较清，心神较安，日来泄利稀水，肚腹微痛，一因损伤脾，一因暑湿内侵。气分素亏，脾阳泄后益困，精神疲乏，先为和脾止泄。白术、怀山药、半夏、扁豆、茯苓、苡米、谷芽、橘红、乌药、枳壳、车前子、料豆、荷叶。

七诊：近日泄泻已止，唯精神委顿，谷食不香，易于出汗。肺肾气虚，中阳不振。夫人之气血，生于脾长于胃，谷食充旺，自能振作，拟养胃调中。党参、白术、怀山药、料豆、半夏、陈皮、谷芽、沙苑、怀牛膝、炙甘草、茯神、红枣。

——《孟河马培之医案论精要·痰饮》

按语：此案病机属肺气阴两虚，内有湿痰。初诊，治以养阴肃肺兼化湿痰之法；二诊、三诊，仍治以益气养阴化痰之法。四诊、五诊，根据证候病机变化，治以清气养阴化湿痰之法。六诊、七诊，因暑湿使脾土受困，先后治以和脾止泻、养胃调中之法。

（六）中风

马培之认为，中风一病是瘀血阻滞、痰热内生、心火亢盛、肝阳暴亢形成的，治疗上予以平肝息风、清热涤痰、化痰通腑、活血通络、醒神开窍等法。

案例 1

某，风痹已久，春冬阳生之际，肢麻足重无力，脉沉滑，右洪大，大便燥坚。肝肾阴亏、血少，湿痰注于经络，幸神志语言清爽。拟育阴调荣，化痰通络。当归、参须、芪皮、五加皮、怀牛膝、川断、制半夏、竹茹、陈皮、黑料豆、天麻、炙生地。又丸方：原方中去竹茹，加杜仲、狗脊、桑寄生、红枣。

——《马培之医案·中风》

按语： 此案病机属肝肾阴亏血少，湿痰注于经络，治以育阴调荣、化痰通络之法。

案例 2

某，体质阴虚，肝风内动，右肢偏中，头眩，肢麻，足弱，久延非宜。拟养阴柔肝，徐徐调治。当归、紫丹参、川断肉、牛膝、法半夏、明天麻、白芍、黑料豆、菊花、生地、红枣。

——《马培之医案·中风》

按语： 此患者为阴虚体质。刻下病机属肝风内动，治以养阴柔肝之法。

案例 3

赵某，营阴不足，水不涵木，心肝气火上升，头目晕眩，巅顶作痛，右肢麻木无力，甚则痉振，迄今一载，不耐烦劳，防其厥中之虑。拟养阴柔肝，以宁君相。生地、川贝、石决、牡蛎、菊花、沙参、芝麻、丹参、白芍、当归、蒺藜、茯神、柏子仁、桑枝。

——《马培之医案·中风》

按语：此案病机属营阴不足，水不涵木，心肝气火上升，治以养阴柔肝之法。

案例 4

周左，形丰脉濡，气虚夹湿之体。阳明不和，气机不畅，湿痰因气而至，脘中胀闷，呕吐清水痰涎，舌本作强，四肢麻木，心烦意恍，口舌作干，气郁化火，卧则倚侧之处便觉麻木不仁。防其类中之虑，拟养营和中兼化痰之治。沙参、白芍、橘皮络、半夏、甘草、丹参、茯神、竹茹、蒺藜、佛手、桑枝。

——《马培之医案·中风》

按语：此案属气虚夹湿之体。刻下病机属阳明不和，气机不畅，湿痰内阻，治以养营和中兼化痰之法。

案例 5

某，脉象较静，龙雷之火渐藏，唯机窍未灵，语言未爽，筋脉缓纵未收。仍宗原法进步主之。大生地、龟板、橘络、远志、法半夏、石菖蒲、龙齿、麦冬、女贞、北沙参、紫丹参、寄生、竹茹。

——《马培之医案·中风》

按语：此案病机属肝肾虚火兼痰蒙清窍，治以养阴清热化痰之法。

案例 6

宁波江左。经谓三阳发病偏于左。气虚湿痰入络，右肢不遂，筋节酸痛，脉弦滑带急。虑其复中，当养营祛风、化痰利节。当归、丹参、川断、黄芪皮、怀牛膝、制半夏、云茯苓、白芍、五加皮、天麻、桑枝、竹茹。

二诊：肢节酸痛较好，唯步履乏力，大便作溏，气虚脾弱，脉象尚带弦急，虚风未尽。当益气扶脾，兼息风阳。党参、黄芪皮、白芍、焦白术、明天麻、制半夏、当归、五加皮、川断、川牛膝、云茯苓、桑枝、橘络、红枣。

——《马培之医案·中风》

按语：此案病机属气虚湿痰入络，治以养营祛风、化痰利节之法。

（七）眩晕

关于眩晕一证，马培之认为，男以肾为先天，女以肝为先天，良以肝为血海，又当冲脉，故尤为妇科所重，平昔操劳，营血因之耗散，六经怫郁，肝木所以怒张。表现可见头眩、通体倦惰、肢节酸痛、胁肋不舒、饮食减少。治疗先拟调营柔肝，兼和脾胃，风木渐定，再进补剂。

案例1

徐某，肝肾阴亏血少，肝阳太旺，脾肾受伤，胸腹气撑作胀，心神不安，眩晕耳鸣，腰酸足软。当养阴以柔肝木。沙参、当归、黑料豆、柏子仁、煅牡蛎、红枣、橘白、茯神、女贞子、合欢皮、生地炭、藕。

——《马培之医案·眩晕》

按语：此案病机属肝肾阴亏血少，肝阳太旺，脾肾受伤，心神不安，治以养阴以柔肝木之法。

案例2

某，脉形细涩关弦，血少脾虚，头目作眩，素有血疾，频频举发，两膝间时麻冷。肝藏血主筋，血虚筋脉不荣，拟养阴、舒络、息风。当归、白芍、炙生地、蒺藜、丹参、秦艽、蚕沙、橘红、明天麻、桂枝、木瓜、桑枝、红枣。又洗方：当归、桂枝、羌活、秦艽、艾叶、木瓜、酒煎洗。

——《马培之医案·眩晕》

按语：此案病机属肝血虚而筋脉不荣，治以养阴、舒络、息风之法。

案例3

某，自幼乏乳，阴分本亏，水不涵木，阳化内风，扇动不宁，四肢战震，心胆自怯。《经》云："诸风掉眩，皆属于肝。"血少肝虚，当以柔肝息风。生地（蛤粉炒）、柏子仁、天麻、钩藤、当归、丹参、沙参、煅龙骨、白蒺藜（鸡子黄拌炒）、橘红、白芍、夜交藤。

——《马培之医案·眩晕》

按语： 作者自幼阴分亏虚。刻下病机属水不涵木，血少肝虚，阳化内风，治以养阴柔肝息风之法。

案例 4

某，昔瘦今肥，动辄头目轰热作胀，短气神蒙，身强项直，如坐云雾之中，觉胸腹痞闷，气似窒塞。细揣病情，乃下虚上实，痰郁于中，脾气不能展输，肾阴不能上承，浮阳不能下降。拟和中化痰理气，震慑肝阳，未知当否？当归、沉香、磁石、明天麻、新会皮、白芍、北沙参、柏子仁、茯神、潼白蒺藜、鸡子黄、青铅。

——《孟河马培之医案论精要·眩晕》

按语： 此案病机属下虚上实，痰郁于中，脾气不能展输，肾阴不能上承，浮阳不能下降，治以和中化痰理气、震慑肝阳之法。

案例 5

吕左，肝阳风火上扰，头眩耳鸣，舌本及颊腮麻木，牙紧咽干，饮食不香。拟养阴柔肝。丹参二钱，南沙参三钱，生地三钱，僵蚕一钱五分，羚羊片三分，玄参一钱五分，麦冬一钱五分，菊花炭五分，白芍一钱五分，石决明三钱，蔓荆子一钱五分，甘蔗一两。

——《孟河马培之医案论精要·眩晕》

按语： 此案病机属肝阳上亢，风火上扰，治以养阴柔肝之法。

案例 6

泰兴章右，肾水不足，加以操劳，心火肝阳上升。头眩耳鸣，惺松目花，口鼻火生。拟滋水以潜阳光。北沙参、天麦冬、丹皮、菊花炭、川斛、石决明、玄参、怀山药、黑料豆、合欢皮。

二诊：一水以济五火，肾是也。烦劳伤阴，心火肝阳浮越于上，以致眩晕、耳鸣、惺忪、咽干作呛、口鼻火生。进滋水制阳，脉数较静，阴气稍复，阳火较敛。宗前法治。大生地、北沙参、杏仁、玄参、丹皮、石斛、黑料豆、菊花炭、女贞、牡蛎、黑芝麻、天麦冬、象贝。膏滋方，加阿胶、茯神、龙齿、石决明、毛燕、冰糖收膏。

——《孟河马培之医案论精要·眩晕》

按语：此案病机属肾水不足，心火肝阳浮越于上，治以滋水潜阳之法。

案例7

志霭云，左，光绪六年九月二十三日。志霭云尚书过我延诊。自述眩晕耳鸣，小溲色黑不畅，诊其脉系水亏湿蕴下焦，心火肝阳内动。用养阴渗湿清肝之法。生地、龟板、北沙参、黄柏炭、女贞子、丹皮、麦冬、怀山药、料豆。

二诊：十二月初二日，自述头眩耳鸣，诊其脉洪大而滑。此阴伤火郁，湿蕴下焦，用养阴清肝渗湿法，三剂后再诊。

——《纪恩录》

按语：此案病机属水亏湿蕴下焦，心火肝阳内动，治以养阴渗湿清肝之法。

案例8

嘉善张碧山先生，脉来两尺沉细，左关细弦，右关沉滑。以脉论之，心肾之阴不足，水不涵木，肝阳化风上扰，脾经湿痰藉以上升。头目眩晕，胃足阳明之脉起于鼻交頞中，风与湿痰袭入阳明之络，当额似有物笼罩。平素嗜饮，湿胜中虚，腹泻有年，又有痰气，攻动有患。拟调营柔肝，以息风阳，兼和阳明湿痰。北沙参、丹参、蒺藜、法半夏、荷叶、当归、茯苓、白芍、橘红、菊花、红枣。

二诊：头者六阳之会，诸阴邪不能上越，唯风阳可到。眩而痛者，风火也。右脉浮弦沉滑，病在少阳阳明二经。昨进息风化痰，未见增损，高顶之上，药力难以骤到，且心肾之阴素亏，脾土又薄，未宜骤补，始先清头目，愈后再为调理。当归、法半夏、蔓荆子、橘红、竹茹、荷叶、北沙参、白芍、蒺藜、白芷、丝瓜络、黑芝麻。

三诊：培养心脾，柔肝育阴。柏子仁、黑芝麻、当归身、生地、丹参、法半夏、云茯苓、冬白术、白芍、蒺藜、料豆、陈皮、菊炭、红枣。

——《孟河马培之医案论精要·眩晕》

按语： 此案病机属心肾之阴不足，水不涵木，肝阳化风上扰，脾经湿痰藉以上升，风与湿痰袭入阳明之络。初诊，治以调营柔肝以息风阳，兼和阳明湿痰之法。二诊，先清其头目。三诊，治以培养心脾，柔肝育阴之法。

案例 9

钱左，肝为风木之脏，赖肾水以济之，血液以濡之。烦劳伤阴，水不涵木，心火肝阳内动，头目作眩，甚至倾跌。急为滋水柔肝，更宜静养为要。大生地、归身、白芍、龙齿、柏子仁、西洋参、料豆、茯神、沙苑、川贝母、牡蛎、杭菊、黑芝麻、红枣。

二诊：脉数较静，风阳稍平，不宜思虑烦劳，当静以摄之，滋以养之，徐徐调治。生地、西洋参、当归、女贞子、丹皮、白芍、沙苑、杭菊、龙齿、牡蛎、怀山药、杏仁、柏子仁、黑芝麻、红枣。

——《孟河马培之医案论精要·眩晕》

按语： 此案病机属烦劳伤阴，水不涵木，心火肝阳内动。初诊，急为滋水柔肝，嘱其静养为要。二诊，治以益气养血、滋阴潜阳之法，并嘱其不宜思虑烦劳，当静以摄之，滋以养之，徐徐调治。

案例 10

俞左，脉来寸浮而动，关尺沉细，水亏于下，心火肝阳上浮，阳明胃经又有湿痰，头目眩晕，虚火时升。当滋水柔肝，以息风阳。大生地、龙齿、白芍、当归（盐水炒）、茯神、牡蛎、料豆、北沙参、法半夏、陈皮（盐水炒）、丹皮、黑芝麻、荷叶。

二诊：肾主封藏，肝司约束，阴亏于下，肝肾失藏纳之职，龙雷之火易于上僭，中气又乏，不能砥柱，气升胸闷，头目昏胀，虚火之证，起伏无定。投镇摄之法，已获小效，肢麻已好，腹中动气不平，唯觉胃呆谷少，卧着两足筋搐。肝阴不足，心不藏神，仍以前法加减。炙生地、炙龟板、法半夏、当归、白芍、牡蛎、女贞子、潼沙苑、灵磁石、元精石、合欢皮、佩兰、红枣、黑芝麻。

三诊：人身卫气昼行于阳，夜行于阴，日中则阳气隆，夜半则阴气胜。阳气不得下交于阴，上午则精神稍爽，夜半则气逆填胸，头目昏胀，梦多遗滑，神魂扰攘。夫气为血帅，气浮则血不能下行经脉，故腘肉削，筋强乏力。仍填纳下焦，以敛浮阳。熟地、炙龟板、归身、龙齿、沙苑子、鲍鱼、法半夏、白芍、高丽参、五味子、柏子仁、枣仁、红枣。

——《孟河马培之医案论精要·眩晕》

按语：此案病机属水亏于下，虚火时升，心火肝阳上浮，阳明胃经又有湿痰。初诊，治以滋水柔肝以息风阳之法。二诊，虚火之证，起伏无定，肝阴不足，心不藏神，仍宗前法。三诊，仍有阳气不得下交于阴之见证，仍治以填纳下焦，以敛浮阳之法。

案例 11

宁波江左，经谓三阳发病偏于左。气虚湿痰入络，右肢不遂，筋节酸痛，脉弦滑带急。虑其复中，当养营祛风，化痰利节。当归、丹参、川断、黄芪皮、怀牛膝、制半夏、云茯苓、白芍、五加皮、天麻、桑枝、竹茹。

二诊：肢节酸痛较好，唯步履乏力，大便作溏，气虚脾弱。脉象尚带弦急，虚风未尽。当益气扶脾，兼息风阳。党参、黄芪皮、白芍、焦白术、明天麻、制半夏、当归、五加皮、川断、川牛膝、云茯苓、桑枝、橘络、红枣。

——《孟河马培之医案论精要·眩晕》

按语：此案病机属气虚湿痰入络。初诊，治以养营祛风，化痰利节之法；二诊，针对气虚脾弱之病机，治以益气扶脾，兼息风阳之法。

案例 12

朱左，右寸脉濡，关尺弦细沉滑。气分不足，脾有湿痰，外风引动，客于脉络，营卫不利，右手巨指、次指麻木，数月来上及臂臑，艰于握管，久延防有偏风之患。拟和营祛风舒络。当归、丹参、半夏、威灵仙、橘络、天麻、桂枝、生甘草、秦艽、蚕沙、五加皮、桑枝。

——《孟河马培之医案论精要·眩晕》

按语：此案病机属气分不足，脾有湿痰，外风引动，客于脉络，营卫不利，治以和营祛风舒络之法。

（八）噎膈

马培之认为，本病多见于高年衰老之人，病变脏腑多在肺胃，发病多以饮食因素较为常见，与情志及久病年老肾亏有关。正所谓"肾为胃关，水亏则关门不利，肾不吸胃；脾弱则阴津不布，不能生血。土不生金，水不润金，肺槁于上，气不下回，肠胃干涸"。马培之把本病的病因归结为忧思悲怒，心脾受伤，而脾肺之气因之郁滞，脾不能为胃行其津液，津枯气结，水谷之道路枯而狭窄而致病。在治疗方法上，马培之宗前贤论治，"以六味、归脾、八仙长寿、生脉、牛乳、五汁诸方，略参一二顺气之品，往往获效"。

案例 1

方左，中虚营损，肝木上犯，脘痛，食难下膈，大便艰，噎膈堪虑。拟抑木调中。参须、野於术、法半夏、白蔻、上沉香、合欢皮、丹皮、韭菜汁、茯苓、佩兰、生姜。

——《马培之医案·噎膈》

按语：此案病机属中虚营损，肝木上犯，治以抑木调中之法。

案例 2

某，噎膈之证，噎证在肺，膈证在胃。经云：三阳结而成膈。三阳者，膀胱与小肠也。缘肠胃津液干枯，肾不吸胃，气从中逆，以致食入作梗，痰涎上泛，便艰，舌苔中剥，脉见虚涩，阳明中虚。拟半夏汤加味其中，早进长寿丸，滋液润肾，更须静养节劳为吉。法半夏、柏子仁、党参、远志、沉香、焦於术、白蜜、生姜汁。

——《马培之医案·噎膈》

按语：此案病机属阳结于上，阴涸于下，治以滋液润肾，并嘱静养节劳。

案例 3

某左，血虚气郁，贲门不利，食入脘痛，只能饮粥，痛膈证也。拟调气养营。全当归一钱五分，怀山药三钱，橘叶十片，郁金一钱五分，大丹参二钱，木香三分，乌药四分，枳壳四分，香附一钱五分，南沙参三钱，青皮一钱五分。

——《马培之医案·噎膈》

按语：此案病机属血虚气郁，贲门不利，治以调气养营之法。

（九）水肿

马培之认为，肺脾肾三脏与水肿之发病皆有关。水肿发病以肾为本，以肺为标，而以脾胃制水之脏，正如张景岳所说："凡水肿等证，乃肺脾肾三脏相干之病，盖水为至阴，故其本在肾；水化于气，故其标在肺；水唯畏土，故其制在脾。"

马培之在论述水肿的治疗方法时，言"予未敢特创一方一解以为立异，唯宗前贤之法论治"，多用疏风利水、温中理气化湿等法。用药首推李东垣的天真丹温下以逐寒湿，谓之"治正水、石水颇验"。

案例1

仪征郑右，肝胃痛吐多年，嗣增喘咳足肿，次年益甚，少腹坚满，肢冷喘汗，腿足肿而木硬，二便不利，脉沉细如丝，右三部似不应指。脾肾阳衰，水积胞中，成为石水，证势极险。早服黑锡丹一钱五分，晚进天真丹一剂。次日二便已行，喘亦稍定，经事行而色淡，觉心烦内热。原方加当归，仍进黑锡丹一钱五分，天真丹二钱，煎方照天真丹加附子、延胡索，又两剂。病退三四，脐气四日未通，加郁李仁四钱，服三剂。恙退八成，仍真武、理中加当归、巴戟、破故纸、杜仲、小茴、苁蓉、五加皮，调理而愈。

——《马培之医案·肿胀》

按语： 此案病机属脾肾阳衰，水积胞中，证势极险，治以温肾健脾。

案例2

某，风与邪合而为胀，胀自面起，次及胸腹四肢，咳嗽足冷，小溲不利，脉沉细紧。拟疏风、利湿。前胡、杏仁泥、桑白皮、桂枝、茯苓皮、大腹皮、姜皮、姜半夏、薄橘红、泽泻、赤豆、冬瓜皮。

——《马培之医案·肿胀》

按语： 此案病机属风与湿邪相合而为胀，治以疏风、利湿之法。

案例3

胡左，湿肿病延四年，发于夏，衰于秋，愈于冬。今值辛丑，太阴湿土司天，湿令早行，肿病举发，腹膨腰满，少腹坚硬，腿足肿而木硬，成为石水之证。小溲数而不畅，似觉不禁，动则作喘，脾肾阳衰，气不化湿。姑拟东垣天真丹温下法，以逐寒湿。肉桂、沉香、小茴香（盐炒香去心用）、破故纸（炒香）、草薢（酒浸炒香）、杜仲、琥珀、胡芦巴（炒香）、巴戟天（酒炒去心）、煨黑丑（盐炒香）、没药。

——《孟河马培之医案论精要·肿胀》

按语： 此案病机属脾肾阳衰，气不化湿，治以温下之法以逐寒湿。

案例 4

苏右，阳明之脉荣于面，夹口环唇，下交承浆。风入阳明脉络，与里湿相合，以致颧面眼包不时肿胀，肌肤木厚，样如虫行。素本肝脾不足，拟养营祛风，兼理阳明，以化湿痰。当归、青防风、白芷、川芎、苍术、白蒺藜、粉甘草、陈皮、苡仁、僵蚕、生姜。

——《孟河马培之医案论精要·肿胀》

按语： 此案患者素体肝脾不足。刻下病机属风入阳明脉络与里湿相合，治以养营祛风兼理阳明以化痰湿之法。

案例 5

荣左，风与湿邪，合而为胀，始病而肿，暨及四肢胸腹，小溲不利。拟疏风利水。厚朴、枳壳、前胡、姜皮、杏仁、荆芥、大腹皮、泽泻、苡仁、桑白皮、陈皮、石楠叶煎汤代水。

——《孟河马培之医案论精要·肿胀》

按语： 此案病机是风与湿邪合而为胀，治以疏风利水之法。

案例 6

孙右，肝脾不和，浊阴凝聚于里，清浊不分，少腹膨硬，按之作痛，食入不舒。防成胀满，急为温中理气化浊。当归、小茴香、小青皮、延胡索、台乌药、茯苓、熟附片、泽泻、山楂、砂仁、鸡内金、煨姜、椒目。

——《孟河马培之医案论精要·肿胀》

按语： 此案病机属肝脾不和，浊阴凝聚于里，清浊不分，治以温中理气化浊之法。

案例 7

屈左，营血不足，肝脾不调，肚腹作胀，气陷于下，则小溲不爽，势成气胀之证。法当养营理气化浊。当归、丹参、乌药、延胡索、青皮、石菖蒲、茯苓、泽泻、枳壳、怀牛膝、小茴香、生姜。

——《孟河马培之医案论精要·肿胀》

按语： 此案病机属营血不足，肝脾不调，气陷于下，治以养营理气化浊之法。

案例 8

郭左，形羸脉沉细而涩，舌苔满白。素属湿体，湿为地气，肺为天气，湿困于里，气道不利，肺气不能周行于身，湿由脏腑而外廓，胸胁皮肤，无处不至。现下遍体疮痍已愈，唯胸背胁肋胀痛，大便不利，小溲涓滴，肚腹渐膨，能坐而不能卧，颇有胀满之虞。膀胱为州都之官，津液藏焉，气化则能出矣。天气不降，地道不利，拟肃肺分浊，小水畅行，是为要着。西琥珀、冬葵子、牛膝、茯苓、通草、瓜蒌皮、萆薢、沉香、泽泻、蟋蟀干。

二诊：肿由乎湿，胀由乎气，肿胀之证，不越脾肺肾三经。气不行水，土不防水，以致水湿泛滥，胸腹胀满，腰背胁肋作痛，不能平卧。昨日药后，大便两次，小溲依然涓滴，腰髀肿而乏力，不能任步，少腹硬坚，按之作痛。湿积膀胱内胞，拟通利泄浊，冀小水畅行为要。血琥珀、滑石、沉香、茯苓、椒目、槟榔、川楝子、萆薢、泽泻、牛膝、桑皮。

三诊：昨晚肚腹胀势较甚，气冲胸肋，不能安卧，黎明下体发现红点，胀势略松，是湿热外达之机。大便一次觉热，小溲色赤，湿蕴生热，上焦气化无权，以至膀胱不行。脉象较昨流利，唯右寸尚带细涩，肺气不能宣布也。拟肃肺以通利三焦，三焦通则上下诸气皆通矣。全瓜蒌、滑石、萆薢、沉香、茯苓、煨黑丑、木通、泽泻、牛膝、琥珀。

四诊：脉象细缓，按之有神，细为血少，缓为气虚。湿困于脾，清阳不能舒展，以致浊气不得下降。少腹痛胀虽减，而腰如束带，气升则痛，四日未得更衣，小溲依然涓滴；脾气壅滞，积湿不行，左右肿甚，不能任步；舌上腻苔已化，只有薄白一层带燥，底现红色，阴阳气化无权。拟养阴舒气，兼理二便，勿进攻味，缓缓调治。沙参、茯苓、萆薢、郁李仁、郁金、全瓜蒌、当归、黑丑、泽泻、薤白头、川楝子、沉香橼。

——《孟河马培之医案论精要·肿胀》

按语： 此案患者素为湿体。刻下病机属湿困于里，气道不利，肺气不能周行于身，湿由脏腑而外廓，胸胁皮肤，无处不至。初诊，治以肃肺分浊利尿之法。二诊，针对湿积膀胱内胞之病机，治以通利泄浊之法，冀小水畅行为要。三诊，湿热有外达之机，唯肺气不能宣布，故拟肃肺以通利三焦之法，希冀三焦通则上下诸气皆通。四诊，仍阴阳气化无权，脾气壅滞，积湿不行，湿困于脾，清阳不能舒展，以致浊气不得下降。故治以养阴舒气兼理二便之法，不进攻味，缓缓调治。

（十）疟疾

案例1

颜左，邪伏少阳，上入于肺，发热口渴，咳嗽，便泄，溺赤，势成瘅疟。宜和解少阳一法。沙参、石斛、白通草、柴胡、鳖甲、粉丹皮、青蒿、茯苓、象贝母、酒芩、竹茹、枇杷叶。

——《孟河马培之医案论精要·疟疾》

按语： 此案病机属邪伏少阳，上入于肺，治以和解少阳之法。

案例2

祝左，疟疾数月，邪与痰滞不清，脾不转运，胃气不能通降，腹膨作痛，二便不爽。疟蛊重症，急为宣中降浊。莱菔子、焦神曲、半夏曲、枳实、车前子、青皮、焦山楂、大腹皮、赤茯苓、苡米仁、川贝母、姜皮、冬瓜皮、佛手。

二诊：小溲稍长，大便未畅，胸腹膨硬稍减，胀痛未松，左脉沉弦，右脉虚弱。土虚木损，湿浊凝聚，胃气不能通降，仍宜宣通一法。莱菔子、川郁金（磨冲）、枳实（磨冲）、沉香（磨冲）、法半夏、瓜蒌皮、车前子、大腹皮、神曲、青皮、赤茯苓、川贝母、焦山楂、佛手。

三诊：寒热已轻，肚腹膨胀亦减，唯脘中胀痛未平，大便不畅，两足浮肿。湿浊滞脾，胃失通降，还宜通腑一法。川郁金、乌药、郁李仁、薤白头、瓜蒌子、半夏曲、赤茯苓、大腹皮、车前子、焦神曲、鸡内金、青皮、姜皮、苡米仁。

四诊：寒热已止，肚腹胀硬亦松。昨偶食生冷，腹鸣水泄，久延恐其脾败，急为理气分消。焦白术、半夏曲、焦神曲、煨木香、砂仁、枳实、茯苓、车前子、苡米仁、怀牛膝、青皮、小朴、鸡内金、姜。

五诊：久疟脾伤，痰滞于络，胸痞拒按，腹膨足肿。调治以来，腹胀以减，足肿亦松，胸痞如故，大便泄水，谷少神羸，脉细虚数。正虚病实，攻补两难，慎防脾败，姑拟扶脾化浊，泻止食增乃佳。於术（枳壳炒）、法半夏、车前子、木香、料豆皮、鸡内金、陈皮、神曲、谷芽、苡米仁、茯苓、砂仁、煨姜、荷叶。饭后进水泛十八味资生丸，每服6克。

——《孟河马培之医案论精要·疟疾》

按语：此案病机属脾不转运，胃气不能通降，湿浊痰滞不清。初诊，急为宣中降浊。二诊，针对土虚木损，湿浊凝聚，胃气不能通降之病机，仍治以宣通之法。三诊，寒热已平，但湿浊滞脾，胃失通降，仍治以通腑之法。四诊，寒热已止，因偶食生冷而腹鸣水泄，久延恐其脾败，急为理气分消。五诊，因久疟脾伤，痰滞于络，正虚病实，攻补两难，为慎防脾败，治以扶脾化浊，使泻止食增乃佳。

案例3

胡左，痃疟延久，痰气凝滞于肝络，脾土又亏，食入欠运，左肋疟母。当运脾调营，兼化积聚。当归、白术（枳壳炒）、法半夏、青皮、怀牛膝、砂仁、木香、茯苓、神曲、首乌、鸡内金、生姜、红枣。

——《孟河马培之医案论精要·疟疾》

按语： 此案病机属痰气凝滞于肝络，脾土又亏，食入欠运，左肋疟母，治以运脾调营，兼化积聚之法。

（十一）痢疾

案例1

董右，痢者古称滞下。夏月之痢谓之时痢，乃暑湿热邪伏于下焦，陷于营分，无形之热伤有形之血，致成赤痢。经今两月，脉沉细数，舌苔中厚黄燥。阴伤气陷热蕴，补剂未宜，当和营利湿之治。川黄柏、赤芍、地榆、赤茯苓、薏苡仁、当归、阿胶、扁豆、甘草、丹参、枳壳、荷叶。

二诊：服三剂后已减大半，原方去川黄柏、赤芍，加怀山药、孩儿参。

三诊：服一剂，诸症均减。脾为阴土，升为乾健；胃为阳土，降为畅和。恙因痢后，脾肾气衰，唯经停后肝木鸱张，阻隔脾胃交通之气，清浊混淆不分，以致肚腹攻逆作痛，腑气不通，甚则作恶。自夏及冬，已发三次。经谓：脾病善胀，肝病善痛。肝脉布于两胁，脾脉终于胸中。脉象双弦，左关似带动象。营血大亏，气分又弱，腑以通为补，脏以藏为和，拟调营和脾，柔肝化浊。孩儿参、怀山药、郁李仁、制半夏、牛膝、枳壳、陈皮、橘饼、柏子仁、当归。

——《孟河马培之医案论精要·痢疾》

按语： 此案病机属暑湿热邪伏于下焦，陷于营分，无形之热，伤有形之血。初诊，由于阴伤气陷热蕴，补剂未宜，故治以和营利湿之法。二诊，因服药后好转，故大体仍宗前法。三诊，因痢后脾肾气衰，唯经停后肝木鸱张，阻隔脾胃交通之气，清浊混淆不分，故治以调营和脾，柔肝化浊之法。

案例2

史右，暑湿陷于下焦，腹满下利红色，小溲赤涩作痛。寒热逗留，年近六旬，久延非宜，拟香连丸加味。川连、木香、葛根、黑荆芥、甘石散、荷梗叶、黄柏、赤芍、车前。

——《孟河马培之医案论精要·痢疾》

按语：此案病机属暑湿陷于下焦，治以清热、理气、燥湿、泻火之法。

案例3

陈左，脾肾不足，湿邪留于肠胃，侵于营分，便痢红水，粪后兼下紫黑血块，已延数月，脉沉细濡数。当理脾和营以渗湿热。丹参、枳壳、煨木香、地榆炭、楂肉、扁豆、焦白术、炮姜炭、茯苓、苡米、粉甘草、灶心土、荷叶。

二诊：湿热伤阴，肠红血痢已延日久，甚下紫色血块，当理脾调营。丹参、枳壳、黄柏炒阿胶、山药、木香、白芍、扁豆、地榆炭、甘草、料豆。

——《孟河马培之医案论精要·痢疾》

按语：此案病机属脾肾不足，湿邪留于肠胃，侵于营分，治以理脾和营以渗湿热之法。

案例4

刘右，久痢脾肾皆亏，肠胃湿浊未尽，气机不和，肚腰撑胀，周时两三行，痢如酱色。当和营理气化浊。白芍、苡米仁、木香、茯苓、当归、枳壳、黄柏炭、炙草、青皮。

二诊：久痢粪如酱色，便时必先腹痛，脉象濡细而数，左关右尺兼滑动之象。阴虚气滞，湿热留阻肠胃屈曲之处，是伏热而非伏寒。拟和营理气化浊。当归（炒）、木香（炒）、枳壳（炒）、苍术（炒）、乌药、黄柏（炒）、甘草、茯苓、左金丸、盐梅（炙）、灶心土、姜。

三诊：脉息象阴而见细数，尺部犹弱，脾肾皆亏，气陷于下，痢仍如酱，腹痛后重，谷食不香。虽有余湿，不宜再利，拟扶土调中。党参、冬术、白芍（炒）、炙草、煨木香、益智仁、炮姜、茯苓、怀山药、砂仁、谷芽、干荷叶、灶心土。

——《孟河马培之医案论精要·痢疾》

按语：此案病机属久痢脾肾皆亏，肠胃湿浊未尽，气机不和。初诊、二诊皆治以和营理气化浊之法，其间方药略有出入。三诊，有脾肾皆亏，气陷于下之象，故虽有余湿，不宜再利，治以扶土调中之法。

案例 5

陈左，红白痢久，脾营脾阳皆亏，当和营调脾，佐之化积。焦白术、党参（姜汁炒）、益智仁（盐水炒）、山楂肉（红白糖炒）、云茯苓、黄柏炭、煨木香、炙甘草、秦皮、乌梅炭、赤白芍、引灶心土、荷叶（炭研冲）。

——《孟河马培之医案论精要·痢疾》

按语：此案因红白痢久，病机属脾营脾阳皆亏，治以和营调脾化积之法。

案例 6

李左，暑湿滞于下焦，痢下红白，经月未止，腹胀里急后重，小水不利，腿足浮肿。慎防脾败，急为理气分消。香连丸、枳壳、青皮、茯苓、当归、大腹皮、车前子、泽泻、苡米、台乌药、荷叶、扁豆衣。

——《孟河马培之医案论精要·痢疾》

按语：此案病机属暑湿滞于下焦，慎防脾败，急为理气分消之法。

案例 7

刘左，秋邪病后，热陷下焦营分，少腹胀满，泻痢红黄，阵阵作痛，内热神羸，短气自汗，渴思热饮，耳闭，舌光淡，脉来短促无至。阴伤气弱，证势极重，拟黄连理中汤扶正祛邪。川黄连（盐水炒）、焦术炭、煨葛根、炙甘草、煨姜、潞党参、云茯苓、生苡米、熟苡米、炙乌梅肉。

——《孟河马培之医案论精要·痢疾》

按语：此案病机属热陷下焦营分，阴伤气弱，治以清热燥湿、理气健脾之法。

案例8

袁右，操劳过度，心脾受亏，水谷之精不归正化，生痰化饮，停留于胃，肝木上犯，则痛吐交作，倾囊涌出，已历有年。气虚中陷，饮邪随之下溢，脾气不升，泻利为之后重，肛坠不收，谷食渐减。脉象虚弦带滑。气阴多伤，肠胃不和，久延防其脾败，急为健脾调营兼理气滞。党参、木香、当归（土炒）、於术、枣仁、怀山药（炒）、白芍、茯苓、枳壳、炙甘草、升麻（醋炒）、荷蒂、乌梅。洗方：五倍子、槐角、当归、枳壳、赤芍、韭根。

——《孟河马培之医案论精要·痢疾》

按语：此案患者多年来因操劳过度而导致心脾受亏并肝木上犯。刻下病机属水谷之精不归正化，生痰化饮，停留于胃；气虚中陷，饮邪随之下溢，脾气不升，泻利为之后重；气阴多伤，肠胃不和。急为健脾调营，兼理气滞。

（十二）泄泻

案例1

冯右，木旺土衰，胸腹不畅，由来已久。客夏腹痛便泄，迄今未愈。脾肾气陷，门户不藏，阴火上升，口舌红碎，甚则痛难饮咽。胃纳虽强，而脾气日渐下趋，恐有土败木贼之虞。清则碍脾，燥则助热，甚难着手，拟用扶土兼养胃生阴之法治之。参须、黑料豆、芡实、神曲、怀山药、牡蛎、鸡内金、霍石斛、佩兰、茯苓、於术、干荷叶、橘饼。

二诊：脾泄稍减，唯腹胀后重未松，口糜如故。清阳下陷，脾之阴火不藏，拟养胃生阴，升举脾阳。参须、益智仁、云茯苓、霍石斛、广皮、牡蛎、神曲、黑料豆、柴胡、荷蒂、山药、於术、芡实。

三诊：脾元较固，腹胀后重亦松，口舌红碎，痛难饮咽，右脉已平，左关尺浮大不敛。阴损阳浮，清燥两难，拟甘平养胃生阴，以敛虚阳。怀山药、参须、霍石斛、牡蛎、生地炭、炒丹皮、北沙参、料豆、粉甘草、毛燕、茯苓、川贝母、荷蒂、广皮。

四诊：泄泻虽减，而脾土未和，腹鸣气窜，肺胃有热，呛咳咽疼，口舌红碎。脾喜温燥，肺喜清润，清则碍下，燥则碍上，极难用药，仍拟甘平扶土，兼清肺胃。北沙参、料豆、麦冬、芡实、怀山药、丹皮、霍石斛、大生地、川贝母、甘蔗皮、粉甘草、元参。

五诊：左脉浮大已减，龙雷之火稍藏，口舌红碎稍淡，大便如旧，唯夜分呛咳，又复见血。阴虚火浮于肺，拟滋水制阳，兼清肺胃。生地、石决明、川石斛、蛤粉、丹皮、大贝母、怀山药、元参、北沙参、大麦冬、广皮、藕、玉露霜。

六诊：迭进滋水制阳，左脉已平。肺胃游火已退，舌鲜绛已淡，破碎未痊，大便较实，俱属佳兆。仍养阴以清肺胃。原方加羚羊角1.5克，去石决明。

——《孟河马培之医案论精要·泄泻》

按语： 此案患者木旺土衰，胸腹不畅，由来已久。刻下病机属脾肾气陷，门户不藏，阴火上升。其胃纳虽强，而脾气日渐下趋，恐有土败木贼之虞。因清则碍脾，燥则助热，甚难着手，故初诊治以扶土兼养胃生阴之法。二诊，针对清阳下陷，脾之阴火不藏之病机，治以养胃生阴、升举脾阳之法。三诊，脾元较固，但阴损阳浮，清燥两难，治以甘平养胃生阴之法以敛虚阳。四诊，针对脾土未和，腹鸣气窜，肺胃有热之病机，治以甘平扶土兼清肺胃之法。五诊，针对阴虚火浮于肺之病机，治以滋水制阳，兼清肺胃之法。六诊，肺胃游火已退，仍养阴以清肺胃。

案例2

陈右，脉象虚细，左关较弦，脾肾久亏，肝阳偏旺，加以操持过度，心气亦虚。入夏以来，又感寒暑之邪，致患腹痛泄泻。诸疾现已就痊，黎明时肠鸣腹痛，口泛清涎，四肢骨节酸痛，口渴心烦，夜寐不安，饵荤则便薄，舌苔中剥。气阴两伤，中气不能建立，偏寒偏热之剂在所难投，拟调养心脾，建立中气。党参、茯神、山药、枣仁、料豆、炙乌梅、於术、炙草、当归、白芍、益智仁、炙黄芪、红枣。

二诊：昨晚腹痛未萌，时觉烦躁，卧不安寐，少腹气逆冲胸。夫人卧血归于肝，气归于肾，血少肝虚，肾气少藏，仍调营建中，兼纳肾气。原方去料豆、乌梅，加牡蛎、龙骨。

——《孟河马培之医案论精要·泄泻》

按语：此案病机属脾肾久亏，肝阳偏旺，加以操持过度，心气亦虚；入夏以来，又感寒暑之邪，致患腹痛泄泻；诸疾痊愈之后，现气阴两伤，中气不能建立。偏寒偏热之剂在所难投。初诊，治以调养心脾，建立中气之法。二诊，针对血少肝虚，肾气少藏之病机，仍调营建中，兼纳肾气。

案例 3

孔左，太阴脾湿，浮肿便溏，当补脾温中。党参（姜汁拌炒）、车前子、鸡内金、青皮、陈皮、焦白术（枳壳拌炒）、熟附子、怀牛膝、生苡米、熟苡米、上肉桂、巴戟天、神曲、茯苓、泽泻、杜仲、姜。

——《孟河马培之医案论精要·泄泻》

按语：此案病机属太阴脾湿，治以补脾温中祛湿之法。

案例 4

何左，湿热内侵，痛泻，脉数。生茅术、广藿梗、白芍、川朴、川连、陈皮、赤苓、泽泻。

——《孟河马培之医案论精要·泄泻》

按语：此案病机属湿热内侵，治以清热利湿理气之法。

案例 5

沈左，木郁中伤，脾土败坏，便泄腹痛，谷少神羸，脉来虚涩。证势极重，急扶土调中。参须、怀山药、煨木香、大白芍、谷芽、冬术（枳壳炒）、茯苓、益智仁（盐水炒）、陈皮、伏龙肝、煨姜。

——《孟河马培之医案论精要·泄泻》

按语：此案病机属木郁中伤，脾土败坏，证势极重，治以扶土调中之法。

案例 6

过右，过食不能运化，非胀即泻，乃胃强脾弱也，法当温补己土。党参、制於术、广木香、炒扁豆、云茯苓、菟丝子、怀山药、陈皮、炒白芍、煨姜、红枣。

——《孟河马培之医案论精要·泄泻》

按语：此案病机属胃强脾弱，治以温补己土之法。

案例 7

吴左，脾肾阳虚，积湿不化，脾泄数年，有时大便不爽，清浊交混，阳不转旋，当温养脾肾兼理气化浊之治。潞党参、白术、云茯苓、炙甘草、小茴香、苡米、破故纸、泽泻、枳壳、木香、荷叶、煨姜。

——《孟河马培之医案论精要·泄泻》

按语：此案病机属脾肾阳虚，积湿不化，治以温养脾肾兼理气化浊之法。

案例 8

徐右，久泻不止，色脉少神，脾肾阳衰，清气不升，殊非轻恙。党参、制於术、云茯苓、炙甘草、菟丝子、炮姜炭、炒白芍、煨木香、广皮、干荷蒂。

二诊：党参、云茯苓、煨肉果、炙甘草、制於术、炒白芍、补骨脂、炙五味、炮姜炭。

——《孟河马培之医案论精要·泄泻》

按语：此案病机属脾肾阳衰，清气不升，治以扶脾温肾理气之法。

（十三）便秘

案例 1

辛左，大便秘结，脉来沉迟，下焦阳气不运，治以温润。熟地 12 克，杞子 6 克，淡苁蓉 6 克，煅紫石英 9 克，制川附 2.4 克，归身 6 克，郁李仁 6 克，炒牛膝 6 克，广皮 4.5 克，松子仁 9 克。

——《孟河马培之医案论精要·便秘》

按语： 此案病机属下焦阳气不运，治以温润之法。

案例 2

朱右，脏液干枯，大便燥结，仿东垣通幽意。生地、归身、淡苁蓉、郁李仁、红花、炙升麻、柏子霜、黑芝麻、煅紫石英。

——《孟河马培之医案论精要·便秘》

按语： 此案病机属脏液干枯，治宜生津润燥之法。

案例 3

邢右，血虚津少，肠腑失濡，便难，粪如弹丸，魄门破碎，拟滋阴润燥。小生地、鲜苁蓉、天麦冬、炙龟板、油当归、大麻仁、玄参、风化硝、白蜜。

——《孟河马培之医案论精要·便秘》

按语： 此案病机属血虚津少，肠腑失濡，治以滋阴润燥之法。

（十四）便血

案例 1

经谓：结阴便血，初结一升，再结二升，三结三升。阴气内结，始因受寒，继之寒化为热，血从便出。夫心主血，脾统血，肝藏血。大肠本无血，心脾亏损，阴络被热熏蒸，乃渗入大肠而下，数年来不时举发，肢酸足乏，偏于右边，胸胁有时作痛。肝循两胁，脾络胸中，心脾既亏，阴不敛阳，不能和气。脉虚濡，右关尺沉而带滑，而有痰饮宿疾，饮乃水化，脾肾气衰，水谷之精，不归正化，悉成饮矣。久之防有偏枯之患，拟养心调脾，佐之育肾，多服乃佳。当归、党参、怀山药、炒白芍、仙半夏、阿胶珠、酸枣仁、焦於术、黑料豆、地榆炭、女贞子、炙甘草、续断、广皮、红枣。

二诊：进养心脾之剂，尚属平平，脉象沉细，唯右尺洪而带滑。阴伤湿热蕴于下焦，血得热则肠红，见时魄门痒热，心胸亦热。血分远近，近出肠胃，远自肺肝而来，肺与大肠相表里，气不摄阴，肝不能藏，故血出如注。仍从前法进步主之。当归、焦於术、党参、白芍（炒）、合欢皮、旱莲草（酒炒）、茯苓、女贞子、阿胶珠、黄柏、陈皮、炙甘草、丹皮（炒）、荷叶（炒黑）、红枣。

——《孟河马培之医案论精要·便血》

按语：此案病机属心脾亏损，阴络被热熏蒸，血渗入大肠而下。初诊，治以养心调脾，佐之育肾之法。二诊，总体上仍宗前法，针对阴伤湿热蕴于下焦，处方用药略有出入。

案例 2

心主血脉，统于脾而藏于肝。肝脾两亏，虚而生热，阴络伤而血下溢，肠红如注，腹痛便溏，谷少神疲，欠寐头眩，干呛无痰，肺气不肃，肝热上升。拟调脾肃肺柔肝，引血归经。怀山药 9 克，北沙参 9 克，当归（土炒）4.5 克，炙生地 9 克，白芍 4.5 克，料豆 9 克，广皮（盐水炒）1.8 克，茯神 6 克，炙甘草 1.2 克，炒丹皮 4.5 克，丹参 4.5 克，於术（土炒）4.5 克，甜杏仁 10 粒。

——《孟河马培之医案论精要·便血》

按语：此案病机属肝脾两亏，虚而生热，阴络伤而血下溢，肺气不肃，肝热上升。治以调脾肃肺柔肝，引血归经之法。

案例 3

经曰：北方黑色，入通于肾，开窍于二阴。故肾司二便，与膀胱相为表里。膀胱主气化，肺主气，与大肠相表里。恙起去秋疟病之后，积湿在中，肠胃之气不利，传送失司，气化不及州都之挈，卧则大便不禁，日中便见，频致污衣，腹膨而鸣，粪后有血。脾肾两亏，气陷湿随，清浊交混，门户不藏，慎防脾败。拟扶脾理气，兼顾下元。参须、茯苓、川黄柏、炙甘草、怀山药、料豆、煨姜、益智仁、木香、白术、丹参、乌药、荷叶。

——《孟河马培之医案论精要·便血》

按语：此案病机属积湿在中，肠胃之气不利，传送失司，气化不及；脾肾两亏，气陷湿随，清浊交混，门户不藏。治以扶脾理气兼顾下元之法。

二、外科疾病

（一）疔疮

马培之云："疔疮名目甚繁，先贤以青、黄、赤、白、黑五色，分别五脏之疔，已尽之矣。其刺治法、刺法，宜汗、宜下、宜清，亦已详备。"此前之外科诸家，已就疔疮的种类和治法论述得很详细，马培之没有再做过多描述，只是对艾灸予以否定。其云："唯艾灸毋论何部，断不可施。"他认为，疔疮的病因病机主要是"皆内腹积热，邪搏于经，血凝毒聚，各随脏腑而发"，故不可施用艾灸之法。

马培之在医案中详细地介绍了蛇头疔、红丝疔、锁口疔、黄鼓疔等。其云："《正宗》之天蛇毒，即蛇头疔，谓心火旺动，攻注而成，用艾灸五壮可消。夫疔生于指面者最重，皮厚难穿。生于指背、指肚、爪甲旁者较轻，其皮薄，易溃易愈。指面之疔，每见皮肉紫黑干烂，痛则连心，即挑破外面，亦无脓水，此等最恶，指头必落，此与足指脱疽相等。"又云："红丝疔生于脉门，形如米粟，或有白泡，霎时即起红丝，一二时即走至云门、天府。"

马培之治疗疔疮，以清热解毒、清散化疔为主，多用五味消毒饮、黄连解毒汤加减。在外治上，强调疔疮不能用艾灸，也不能轻易动刀。其云："如脓未成，只用刀剔破外皮，或用针刺入分许，使药性可以入内，冀其止痛消散，若到深入则胬肉突出；溃脓之后，脓不能消；脓为火铄，内生多骨。迁延时日，非虚而不敛之为。"又云："急用针于斑点上挑刺，约入一二分，挤去毒血，一日挑一次，多则三次，少则二次，重者转轻，轻者散矣。"

案例1

姚右，蛇头疔破溃，指节须脱，急宜清解火毒。连翘、银花、甘草、黄芩、丹皮、天花粉、赤芍、地丁草、大贝母、菊花。

——《孟河马培之医案论精要·蛇头疔》

按语： 此案病机属火毒凝聚，治以清解火毒之法。蛇头疔生于手指尖，肿似蛇头，故名蛇头疔。若漫肿无头者，又称为天蛇毒、天蛇头；生于指甲两旁者，称蛇眼疔；生于指甲之下，称舌背疔。以上相当于西医所称化脓性指头炎。若生于中指中节掌面，形如鱼肚者，称为蛇腹疔，或鱼肚疔，类似于西医所称化脓性腱鞘炎。

案例2

陶左，锁口疔疮，头不硬，致毒气走散，急为清散。牛蒡子、甘菊、银花、赤芍、连翘、地丁草、大贝、草河车、淡竹叶、野菊花头。

——《孟河马培之医案论精要·锁口疔》

按语： 此案病机属毒气走散，急用清散火毒之法治疗。锁口疔生于嘴角，严重者口不能开，故名锁口疔。若生于下唇者，称反唇疔。因严重者令其唇外翻，故名反唇疔。这些都属于颜面疔疮，不容小觑。

案例3

黄鼓疔走黄，疔毒散漫，肿及胸颈，内热便闭。防其内陷，拟化疔解毒。地丁草、银花、赤芍、大贝母、连翘、黄芩、天花粉、人中白、元参、薄荷、桔梗、淡竹叶、野菊花头。

——《马培之外科医案·疔疮》

按语： 此案病机属疔毒散漫，火毒炽盛，治以化疔解毒之法。黄鼓疔生于口角、腮颧、眼胞上下等处。当火毒炽盛，正邪相搏，正不胜邪，则发生走黄。黄，即瘭，横也，毒邪走散的意思。若正气衰弱，则毒邪可能深陷内脏。为防止其内陷，当治以化疔解毒之法。

案例 4

某，耳底作痛，外无行迹；心窝刺痛觉烦闷，四肢拘紧恶寒；亦观背上，如有斑点，即是生疔。速为挑刺出血，服清透解毒。薄荷、连翘、紫花地丁、菊花、大贝母、赤芍、玄参、花粉、银花、黄芩、甘草、丹皮、竹叶，或蟾酥丸以汗解之。嘱其切忌寒凉抑遏。溃后，芪、术亦不可误投。

《医略存真·疔疮刺法》

附方

蟾酥丸：有驱毒、发汗之功，外敷有化腐消坚之能。

蟾酥（酒化）6克，胆矾3克，枯矾3克，铜绿3克，寒水石3克，轻粉1.5克，雄黄6克，朱砂6克，乳香（炙）3克，没药（炙）3克，麝香3克，蜗牛（不去壳）21个。

上药各为末，先将蜗牛研烂，加蟾酥，方入其他药末捣匀，杵丸如绿豆大，如丸不就，稍加面糊为之。亦可作条（即蟾酥条），作饼（即蟾酥饼）外用。内服：每服三丸，先用葱白三寸，令病人嚼烂，吐于手心，将丸裹在葱白内，用热酒三四盏送下，以被盖卧，出汗为效。证重如汗不出，再服两丸，汗出自效。注意：孕妇忌服。外用：条，可插入疮口中；饼，可盖贴疮口上。

——《孟河马培之医案论精要·疔疮附方》

按语： 此案病机属疔毒邪热壅聚，治以清透解毒之法。案中提到，或可以蟾酥丸驱毒、发汗，此丸外敷还有化腐消坚之能。但指出，本案切忌寒凉抑遏，溃后芪、术亦不可误投。

（二）脑疽

脑疽，俗称"对口"。关于脑疽之病因，马培之云："风为六淫之长，阳经蕴热，风邪从点而入，入则营卫不利，血脉凝泣，始生疙瘩，或正或偏，或红根白头，三两日间，即作焮痛……若初生疙瘩，麻痒木而不痛，颈项作强，此得于膏粱厚味，或嗜色欲，脏腑邪热蕴结。"

马培之在治疗脑疽时，强调要通过仔细诊察来辨证。其将脑疽分为"内因证"和"外感证"，并指出相应的治疗大法。他指出，对口由七情发者宜补，六淫发者宜散宜发。外感风热之邪，邪毒凝聚肌表以致气血运行失常而成脑疽，此乃阳证，治疗宜清散，脓成则清热解毒，溃则养阴清托；恣食膏粱厚味，脾胃运化失常，湿热火毒内生，致脏腑蕴毒而发脑疽，此属阴证，治当温托，溃当大补；又有暑湿热之证常与阴证表现相似，均"疮平漫肿，肿而不坚，不甚作痛，内兼胸闷，舌白口渴作恶"，治法只宜清其暑湿，参芪亦当慎用。以上以脉合参，庶无差误。

马培之特别指出，阳证慎用参、芪。其云："参芪甘温补气，气为阳，阳经伏热，必损其阴，阴伤则热愈炽。又耳后为少阳之经，少阳乃胆与三焦，二经常多气少血，参芪咸在所禁。"

案例1

巢右，四十余，患正对口两旬余，疮平肉紫，热如火燎，日夜疼痛不止，连及头颠两耳，主家已为之置备后事，邀予观之。乃是阳证，想误服参、芪、肉桂，询之果然。予云："此是风热之证，引动肝火，非败症也。"随用猪眼睛肉，加冰片同捣贴之，立时止痛。用疏风清热：防风、荆芥穗、白芷、菊花、川芎、赤芍、僵蚕、甘草、当归，加黄连。一剂痛减其半，肿热亦退。又一剂脓渐来，后用养血化毒：当归、白芍、川芎、生地、甘草、穿山甲、木通、僵蚕、白薇、银花，调理而愈。

——《孟河马培之医案论精要·对口》

按语： 此案病机属风热引动肝火，毒热壅聚。先予止痛，而后治以疏风清热止痛、养血化毒之法。

案例 2

本城毛抑之，年六十余，患正对口五日，就诊于予。似有白头，硬如白果大，木不知痛。予云："此阴证也。"其体素丰，喜食炙煿，脉沉小不见数象。用蟾酥饼贴之。蟾酥（酒化）、没药（去油）、乳香（去油）、明雄黄、巴豆霜各二钱，潮脑、朱砂各一钱，轻粉五分，麝香三分。各为细末，用蟾酥酒和丸，如绿豆大，或为饼，贴疮上，以膏盖之。服疏通腠理之剂：防风、川芎、赤芍、荆芥穗、全当归、白芷、僵蚕、陈皮、甘草、独活、桂枝、薄荷。两贴，硬如钱大，尚不知痛。用阳和汤两贴，略知痛痒，已大如酒杯，随点刀，初下一分，继之二分，犹不知痛，直下至四分，方才知痛，插入蟾酥条。次日肿高，稍见微脓，仍插二日，脓渐来，肿痛日甚，用托里消毒加肉桂，服二三剂：银花、当归、生黄芪、天花粉、连翘、黄芩、白芍、牡蛎、生甘草、枳壳、香白芷。腐如酒杯口大，肿亦渐收，始终温补：人参、白术、川芎、当归、白芍、熟地、肉桂、木香。两月而愈。

——《孟河马培之医案论精要·对口》

按语： 此案病机属腠理闭塞，毒邪壅聚，属于阴证。治法上，外治与内治结合。外治之法，先外敷蟾酥饼，后插入蟾酥条解毒；内治之法，先治以疏通腠理之法，再用托里消毒之法，最后以温补之法调治。

案例 3

北门外姚左，年近五旬，夏月患正对口十日，疮平顶起蜂窠，如钱大，四围平板，如茶碗口大，微红微热，不甚知痛，胸痞，舌苔白腻。此乃暑湿热交蒸于上，非阴疽也。始用疏散两剂，肿仍不收，四围大寸许。用蟾酥条插入蜂窠内，以红膏贴之，四围用铁箍散，内服荆介、防风、厚朴、滑石、藿香、枳壳、赤芍、当归、陈皮、薄荷。两剂根脚守定，胸次渐舒，原方去荆介、防风，加当归。又两剂，渐腐渐脓，换服养阴解暑化湿。又两剂，疮势渐退，仍不甚痛，稍用党参则胸闷。直至腐脱生新，均以养阴养胃之品，沙参、怀药、归、芍等两月收功。

——《医略存真·论脑疽附治验三则》

按语： 此案病机属暑湿热交蒸于上。始用疏散而肿未消，继而用外治法结合解毒、祛湿、行气、活血之法见效；进而治以养阴、解暑、化湿之法而疮势渐退；其后两月以养阴养胃之法收功。

案例 4

某，正对口疽初起，形如豆大，不甚作痛，头昏，颈背作酸，时恶寒热，心胸烦闷，脉沉细而数。体质素亏，风暑湿邪内蕴，治当疏达。荆芥、防风、粉葛根、赤芍、甘菊、当归、川芎、广皮、薄荷、银花、粉甘草、大贝母、陈酒。

——《马培之外科医案·脑疽》

按语： 此案患者体质素亏，刻下病机属风暑湿邪内蕴，治以疏达之法。

案例 5

对口由七情发者，宜补；六淫发者，宜散宜发。素体有湿，与热相搏，致发偏脑疽，溃久脓多，而硬不消，当以消化。南沙参、丹皮、薏米仁、连翘、大贝母、甘草、银花、赤芍、藕、功劳叶。

二诊：对口脓已渐清，肿亦渐消，似可收敛，仍以前法加减。前方加当归，去功劳叶。对口疽腐烂，又受风温，头目肿胀，急为疏解。薄荷、黄芩、丹皮、竹茹、银花、连翘、茜草、荆芥、赤芍、菊花、甘草、马勃、大力子。

——《马培之外科医案·对口》

按语： 案中指出，由七情所致的正对口宜用补法，由六淫所致的正对口用宜散宜发之法。此案病机属素体有湿，与热相搏，湿热壅聚。初诊，治以清热祛湿解毒之法；二诊，大体宗前法治疗，继而结合新感风温之证，急用疏解之法。

案例 6

某，风湿热，交熏于上，偏对口鬓疽，肿硬有头。唯对口疮根散漫，均非小恙。腑气不爽，宜内疏黄连汤加减：薄荷、黄连、赤芍、当归、连翘、陈皮、银花、生甘草、桔梗、大贝、黑栀、淡竹叶。

——《马培之外科医案·对口》

按语： 此案病机属风湿热交熏于上，毒邪壅聚，腑气不爽，治以清热解毒、消肿散结之法。

案例 7

风与湿热交蒸于上，滞于血脉，致偏对口。症已两候，腐如杯大，尚未得脓，四周木硬，便闭，小溲不利，脉象虚细数。气血皆亏，幸疮头高肿作痛，拟和营托里。生首乌、赤芍、当归、瓜蒌仁、皂角、白芷、银花、连翘、天虫、甘草、陈酒。

二诊：偏对口稍得微脓，疮生腐翳，根脚不收，腑气不通，毒火无由下泄，虑其散漫，急为清托。南沙参、天花粉、赤芍、白薇、当归、大贝母、丹皮、银花、蒲公英、连翘、皂角刺、瓜蒌仁、甘草、红枣。又洗方：功劳叶、香白芷、银花、甘草。

三诊：对口腐脓渐脱，脉弦细数，口中干苦作渴，阴虚胃热不清，当养阴清热。北沙参、茯苓、天花粉、麦冬、生地、粉甘草、麦冬、生地、怀山药、丹皮、川石斛、川贝母、甘蔗、当归、毛燕、红枣。

——《马培之外科医案·对口》

按语： 此案病机属风与湿热交蒸于上，滞于血脉，气血两亏。初诊治以和营托里之法。二诊针对腑气不通，毒火无由下泄之病机，急用清托之法兼外用洗方。三诊针对阴虚胃热之病机，治以养阴清热之法。

（三）发背

马培之认为，发背是由于外邪侵入，导致血液运行不畅，影响营卫正常运行，寒气化为热而腐肉，肉腐则为脓所致。此病发于项背部者，病情较重，不易透脓，内陷变证多见。马培之主张"俟其火毒退后，再进养阴清托"。

案例1

张右，昔年道经昆陵，族兄兆祥治张姓女背疽旬余，脓出而肿不消，邀余往观。至其处，则有方脉三位为彼立方。主人请余进，验毕出外，三医仍在座，兆兄立而参酌，欲加败毒之味一二，咸曰："不可。"余语兆兄："症必败，盖委去。"伊云："非死疾。"余谓："火毒如斯之盛，脓已发泄，而肿反增，脉数且大，舌绛口干，苔黄便结，日进参、芪、熟地、於术等品，是助其火毒，势必内攻，速宜弛手。"言竟而去。主人询之兆祥："令弟何返之疾？"告之云云。后复聘余，辞以无暇，然察主人心诚，不忍其为庸医所误，力嘱兆兄改用黄连、生地。俟其火毒退后，再进养阴清托：石斛、天花粉、麦冬、白芍、贝母、丹皮、连翘、沙参、玄参、甘草、银花、当归。一月而瘥。

———《医略存真·论脑疽对口真伪之别》

按语：此案病机属火毒炽盛，先治以凉血清热解毒之法，待火毒退后，治以养阴清脱之法。

案例2

某，气虚夹痰，疽发于背，盆大脓少，脉象细软。处方：黄芪、甘草、白术、茯苓、银花、大贝、桔梗、陈皮、当归、熟地、白芍、川芎、肉桂、地丁、连翘。外用发背夹纸膏化去腐肉。乳香四两，血竭四两，没药四两，儿茶四两，铅粉四两，东丹四两，铜绿四两，银朱四两，研细末，用菜油摊平油纸上，以细针刺小孔无数，将油纸隔肉贴之。次日，一切腐肉尽落纸上。发背肉色紫暗作黑，坚硬而痛，用发背止痛丹。发背止痛丹：桑螵蛸三两，益母草二两，焙干为末，加麝香二钱，掺上，立时止痛。去腐血甚效，不论已溃未溃，均可应用；如不痛，则不用之。

——《马培之外科医案·发背》

按语：此案病机属气虚夹痰，治以补气建中、清热解毒之法，并结合运用外治之法化去腐肉。

案例 3

蔡右，暑湿热滞于血脉，致成脾肚发之患，现已顶平，根脚蔓延，恶寒发热，当清散化毒。蒲公英、连翘、银花、甘草、角针、郁金、薄荷、赤芍、大贝、陈皮、白蔹。

二诊：脾肚发疮头软，根脚稍收，脓亦渐出，内热未清，当以清托。酒黄芩、南沙参、赤芍、甘草、陈皮、连翘、角针、大贝、银花、蒲公英。

——《马培之外科医案·上发背》

按语：此案病机属暑湿热滞于血脉，治以清热化毒之法。待脓出之后，因内热未清，再治以清托之法。

案例 4

曹左，脾肚发，外溃烂势大，当以托里。当归、甘草、连翘、银花、大贝、天花粉、黄芪、赤芍、陈皮、绿豆。

——《马培之外科医案·上发背》

按语：此案病机属邪滞血脉，肉腐成脓，治以托里之法。

案例 5

刘左，中发背偏右，已将半月，形长八寸，按之木硬，疮头平塌，尚未得脓，根盘散漫；发热口干，汗出渴饮，痰多作恶，舌苔腻黄。肝脾积热，痰浊聚于胃腑。防其内陷，急为清热化毒和中，希疮根收束收脓为要。南沙参、酒黄芩、云茯苓、银花、象贝母、连翘、甘草、橘红、赤芍、枳壳、绿豆、法半夏、竹茹。

二诊：原方去酒黄芩，加左金丸、当归。

三诊：发背脓尚未来，疮头未起，根盘散漫不收，发热哕恶已减，胸闷未舒，胃为浊阻，故谷食不旺。不能托毒，仍宜和中托里。原方去绿豆、枳壳，加川芎、厚朴、佛手、姜。

四诊：哕恶已愈，胸闷未舒，背疽脓出不畅，顽腐阻隔，内腐而外不溃，脾元已弱，胃气不苏，仍托里和中。原方去佛手、厚朴、左金丸、竹茹，加南沙参、枳壳、瓜蒌皮、川郁金。

——《马培之外科医案·中发背》

按语：此案病机属肝脾积热，痰浊聚于胃腑。初诊，急为清热化毒和中，希疮根收束收脓为要。二诊大体宗前法。三诊、四诊，针对脾元已弱，胃气不苏，胃为浊阻之病机，治以托里和中之法为主。

案例 6

某，心肾并亏，烦劳过度，厥阴少阳之风上扰，阳明浊痰藉以上承，蒙蔽清窍，两耳先痛，痛后闭鸣，如风涛之声，久经失聪，鼻塞流涕，邪害空窍，拟养阴清泄上焦。麦冬、蝉衣、菖蒲、石决明、泽泻、南沙参、荷叶、桑叶、丹皮、黑山栀、陈皮、蒺藜、蔓荆子。

二诊：风阳较平，耳聋较聪，暑湿之邪结于营分，又患对心发，肿硬有头，当以清化。赤芍、大贝母、天花粉、生甘草、丹皮、银花、连翘、夏枯草、角针。

三诊：对心发疮头已起，曾得微脓，根盘尚未收束，当以清托。原方加当归、竹茹、南沙参。

四诊：对心发大脓渐来，肿亦渐收，还宜清托。原方加川石斛、绿豆。

五诊：对心发脓尚不畅，右旁肿势又复散漫，急为托里追脓，以冀收束为佳。当归、北沙参、赤芍、角针、大贝母、银花、生甘草、蜂房、葱，煎洗。外敷铁箍散。

六诊：对心发脓水渐出，根脚立定，日作微恶寒热，四周红晕散大，阴虚不能束毒，还宜清托。

——《马培之外科医案·中发背》

按语：此案患者属心肾并亏，烦劳过度。刻下病机属厥阴少阳之风上扰，阳明浊痰藉以上承而蒙蔽清窍。初诊，治以养阴清泄上焦之法。二诊，针对风阳较平，暑湿之邪结于营分导致对心发之病机，治以清化之法。三诊、四诊，据对心发之病势治以清托。五诊，对心发脓尚不畅，肿势又复散漫，急为托里追脓。六诊，阴虚不能束毒，治以清脱之法。

（四）瘰疬

马培之认为，瘰疬多因忧思恚怒而致肝气郁结，气郁伤脾，脾失健运，痰湿内生，结于颈项而成；或因素体肺肾阴亏，以致阴虚火旺，肺之津液不能输布，灼津为痰，痰火凝结而形成。日久痰浊化热，或肝郁化火，下铄肾阴，热胜肉腐而成脓；溃后脓水淋沥，耗伤气血，经久难愈。正如其言"瘰疬皆不足之证，有阴虚肝火凝结者，有脾虚痰气凝结者，有风痰风湿相结者"。

马培之治瘰疬，博览前人之方，指出慎用峻猛之法。其云："甚至出核用冰蛳、三品一条枪，追蚀用斑蝥、巴豆，内服用全蝎、蜂房，尤近卤莽灭裂。尝见有用冰蛳等法，核出而根不化，且有头项俱肿，发热不食而败者，其猛烈盖可知矣。"并云："近行《全生集》谓：子龙常服可消。夫大戟、甘遂乃行水劫痰之峻品，即炮制得宜，亦大损气，故有呕吐泄泻，甚至不保其生，则徒法之言，不可行也。"马培之指出，瘰疬一证属虚者居多，"肝火盛者则痛，气与痰凝者则不痛，推之可移者易治，附结筋脉不动者难治"。他认为，"若生项侧，核坚而大者，是为石疽恶候，与失荣相等"。故强调治疗不能轻投猛药，言"子龙丸乃化痰泄水之峻剂，只可施于壮实之人，但有一二核坚硬者可服，亦不宜多投，致伤血气"。他还指出禁用针刺，言"项侧乃少阳部分，多气多火少血之经。缘忧思恚怒而起。《全生集》用阳和汤，亦不可轻投。禁忌针刺，针必散大，不可救药"。故马培之治疗瘰疬，多用养阴清热、和营化痰之法。在《外科传薪集》中，载有专治瘰疬的方剂，如鲤鳞丸。

案例 1

程左，肝火上扰，颈项瘰疬窜及腋下及胯，发热，脉数，遍体经络掣痛，宜逍遥散加减。当归、薄荷、南沙参、连翘、粉甘草、赤芍、僵蚕、丹皮、柴胡、大贝母、夏枯草。

——《马培之外科医案·瘰疬》

按语： 此案病机属肝郁脾虚，痰湿蕴结，肝火上扰，治以疏肝健脾解郁、软坚散结化痰、养阴清热解毒之法。

案例 2

某，肝脾两亏，痰气凝滞，颈右窜生痰疬，一核已延红色，势必破溃。间时恶寒发热，二气乖和，脉象沉弦小疾。血虚木郁不达，拟养营调畅肝脾。当归、陈皮、川贝母、法半夏、参须、茯苓、於术、佩兰、香附、丹参、生牡蛎、红枣。

——《马培之外科医案·瘰疬》

按语： 此案病机属肝脾两亏，痰气凝滞，血虚木郁不达，治以养营调畅肝脾，兼燥湿化痰活血之法。

案例 3

徐左，脾肾不足之质，少阳相火夹滞于脉络中，少阳而下阳明，项侧瘰疬延及腋窝两胯，劳则寒热作痛。拟和营清肝化痰。当归、白芍、川芎、川贝母、法半夏、佩兰、柴胡（醋炒）、北沙参、白术、丹皮、甘草、生姜、红枣。

二诊：少阳阳明之经瘰疬，间致寒热作痛，脉象左关细弦，右关小滑。阴虚木火内郁，阳明湿痰流窜经络。难以速效，还宜养营清肝化痰，徐徐调之。北沙参、当归、夏枯草、柴胡、大力子、元参、丹皮、半夏、蛤粉、川贝母、竹茹、红枣。丸方：另加海风藤、白芥子、茯苓、白术、白芍、生姜，以红枣、竹沥泛丸。

　　　　　　　　　　　　　　　　　　——《马培之外科医案·瘰疬》

按语： 此案患者属脾肾不足之体质。刻下病机属少阳相火夹滞于脉络之中，阴虚木火内郁，阳明湿痰流窜经络，治以和营（养营）清肝化痰之法。

案例 4

葛右，疬恙自颈窜至胸膺胁窝，破溃深大，内热脉数经闭，谷食不香，势入损门。急为养阴清热。沙参、石斛、佩兰、鳖甲、功劳子、象贝母、粉丹皮、青蒿、陈皮、茯苓、甘蔗。

　　　　　　　　　　　　　　　　　　——《马培之外科医案·瘰疬》

按语： 此案病机属阴虚内热兼湿，急治以养阴清热祛湿之法。

案例 5

史左，肝肺阴虚，痰热上升，颈左右痰疬肿大，内热呛咳，涕中夹血。当养阴以清肝肺。沙参、石决明、象贝母、元参、丹皮、瓜蒌皮、杏仁、石斛、夏枯草、竹茹、蛤粉、枇杷叶。

　　　　　　　　　　　　　　　　　　——《马培之外科医案·瘰疬》

按语： 此案病机属肝肺阴虚，痰热上升，治以养阴以清肝肺之法。

案例 6

患生项间，初起一小块，不觉疼痒，在皮里膜外，渐大如桃核，旁增不一，皮色不异。以子龙丸每服三分，淡姜汤送服，每日三次，至消乃止。倘小孩不善服丸，每取小金丹一丸，陈酒冲服，盖暖取汗，服至消而止。数年内忌食香橙，食则复患。

马培之曰：瘰疬皆不足之证，有阴虚肝火凝结者，有脾虚痰气凝结者，有风痰风湿相结者，子龙丸乃化痰泄水之峻剂，只可施于壮实之人，但有一二核坚硬者可服，亦不宜多服，致伤血气。

——《马评外科症治全生集·瘰疬》

按语： 此案病机属痰湿结聚，治以祛痰利湿之法。马培之认为，瘰疬皆不足之证，有阴虚肝火凝结、脾虚痰气凝结、风痰风湿相结等类型，可根据病机分证论治，并强调子龙丸乃化痰泄水之峻剂，只可施于壮实之人。

（五）流注

马培之指出，"流注生于夏令，太阴司天在泉之岁最多。曝日躬耕，夜天露卧，暑为寒束，气道不行，随处结肿"。马培之认为，流注多因湿痰凝聚而致，即"脾有湿痰，肝气大旺，营卫不利，以致胸腹不舒"。参照西医相关疾病，流注是指类似肢体深部组织的化脓性疾患。

关于流注的治法，马培之言"湿痰凝滞者，固当温散。其有勤劳之辈，不受外寒，内伤脾土，脾气滞而不行，湿痰因之停滞，治当流气行痰，可望消散"。此言流注治宜清热解毒、祛痰通络，暑湿交阻证者兼清暑化湿，痰湿内蕴者流气行痰。

案例1

某，脉象两关细弦，而右兼涩，脾有湿痰，肝气大旺，荣卫不利，以致胸腹不舒，腰髀作痛，不能转侧。左肋痰注成漏，间日必服通利之剂，而胸腹顿舒。然取快一时，恐伤胃气，宜和荣卫化痰，兼平肝木。当归、茯苓、黑丑、川楝子、青皮、苡米、陈皮、丹参、怀牛膝、半夏、郁李仁、丝瓜络。

——《马培之外科医案·流注》

按语： 此案病机属脾有湿痰，肝气大旺，荣卫不利，治以和荣卫化痰，兼平肝木之法。

案例 2

叶左,本木旺水亏,脾多痰湿,肝风晕厥之疾数年。去冬渐至卧床不起,肝肾血液俱疲。春分后木夹相火用事,湿痰随风火之气充斥三焦,眩晕发热,遍体作痛。疑以旧恙复萌,讵知脊骨之旁结为痈毒,约半月有余。是穴乃肝经部位,火湿凝聚络中所致。肝热最易上升,湿火熏蒸胃腑,始则发热谵语,后渐热退神安。乃湿热之邪归并下焦,是外患之见,非旧恙之复萌也。现已成脓半月,未得更衣,齿干苔燥,阴伤而湿火不化。证虽属外,而药饵尤当治内。幸脉波和而关微弦象,似可无虞。拟用甘寒育阴,兼和中润下之治。南沙参、麦冬、川石斛、大贝、柏子仁、瓜蒌仁、苡米仁、茯苓、天花粉、藕、青皮、甘蔗。

——《马培之外科医案·流注》

按语: 此案患者患木旺水亏,脾多痰湿,肝风晕厥之疾数年。刻下病机属木夹相火用事,湿痰随风火之气充斥三焦,火湿之邪凝聚络中并熏蒸胃腑,进而湿热之邪归并下焦,阴伤而湿火不化。治以甘寒育阴兼和中润下之法。

案例 3

某,流注臂臑已成,右肾俞穴结肿,痛难转侧,为患最剧。急为和气化痰。苍术、乌药、半夏、全蝎、当归、川芎、桂枝、苏叶、赤芍、陈皮、独活、酒。

——《马培之外科医案·流注》

按语: 此案病机属痰湿郁结,治以和气化痰之法。

案例 4

某,背俞痰注痛,脓从肋缝而出,难以速愈,兼之发热面浮,胸腹饱胀,泄泻,脉滑数。痰湿滞脾证,非轻候,当先其内。小川朴、茯苓、神曲、砂仁、鸡内金、苡米仁、麦冬、枳壳、青皮、生首乌、鲜荷叶。

——《马培之外科医案·流注》

按语：此案病机属痰湿滞脾，治以祛湿健脾之法。

案例 5

某，右腰间湿痰流注，肿硬已久，托里消毒。党参、白芍、白术、陈皮、桑枝、半夏、白芥子、当归、桂枝、黄芪、赤芍、牛膝、茯苓。

——《孟河马培之医案论精要·流注》

按语：此案病机属湿痰流注，治以健脾化痰、托里消毒之法。

（六）流痰

马培之认为，流痰的病因病机在于脾胃气弱，水谷之精不归正化，变饮生痰，以致痰湿滞于经络，致成痰注，硬附于骨，腰酸骨痛。治流痰多用和营活血，养阴化痰通络之法。

案例 1

尤右，右腰外侧流痰，发于正产之后。溃经半月，脓稀色红，脉细弦数，舌白苔灰口燥，腰下筋脉阵阵掣痛。阴分大伤，络血有热。急为养阴清络，定后再进调养。生地、当归、北沙参、甘草、丹皮、丝瓜络、藕节、陈皮、白芍、云茯苓、粟壳、女贞子、鳖甲、红枣。

二诊：服二帖后脓减色淡，仍以前法进治。

——《马培之外科医案·流痰》

按语：此案病机属阴分大伤，络血有热，急为养阴清络，定后再调养。

案例 2

宋左，营卫不和，痰湿滞于经络，致成痰注，硬附于骨，腰酸骨痛，已放三处，左缺盆穴与右颊车肿硬较甚，深防滋蔓，将来破溃有伤筋蚀骨之虞。当归、僵蚕、白芥子、制南星、粉甘草、法半夏、云茯苓、赤芍、广橘络、乌贼骨、独活、炒竹茹。另：指迷茯苓丸 150 克，每服 9 克，开水送下。

——《马培之外科医案·流痰》

按语：此案病机属营卫不和，痰湿滞于经络，治以祛痰化湿通络之法。

案例 3

杨左。肝脉布于两胁，胃脉络于胸中。阴虚肝旺之体，素有失红之患，寒凝胃之膜外，与痰气交结，胸右承满穴结硬木不作痛，胁下又起一核，则串通。近又咯红，其色紫，痰凝聚日多，将来唯恐酿脓，溃难收口。拟和营活血，化痰通络。大丹参、瓜蒌皮、南沙参、煅瓦楞、广郁金、新绛、甜杏仁、川贝母、杜苏梗、橘红络、枇杷叶、鲜竹茹、藕节。

——《马培之外科医案·流痰》

按语： 此案患者为阴虚肝旺之体，素有失红之患。刻下病机属寒凝胃之膜外，与痰气交结，治以和营活血、化痰通络之法。

案例 4

金左，脾肾久亏，胃之生气不旺，湿痰滞于腠理，项背四肢，流痰六七处，漫肿而软，内脓已成。神羸，脉象细弱，便溏，胸闷谷少。脾为后天资生之本，急为扶土和中。党参、冬术、茯苓、木香、怀山药、砂仁、佩兰、陈皮、法半夏、芡实、谷芽、干荷叶、红枣。

二诊：胸腹较松，食谷知味，胃气稍苏，脾元仍弱，大便尤溏，仍宜扶土调中。党参、冬术、怀山药、煨木香、砂仁、料豆、益智仁、茯苓、陈皮、芡实、煨生姜、红枣。

三诊：日来脾土仍弱，便溏腹痛，胃口又呆。用补火生土。每日服四神丸 6 克。党参、白术、黄芪、破故纸、怀山药、炙甘草、陈皮、佩兰、小茴香、茯苓、肉桂、煨姜。

四诊：脾肾久亏，中阳不运，湿痰停留于胃，气升作恶，谷食不香，遍身痰注五六处，均已成脓。神羸力乏，颈痛不能转顾。气血两衰，损怯堪虞。先为扶土和中，嗣后再为峻补。党参、白术、陈皮、茯苓、制半夏、白蔻、佩兰、焦谷芽、炙甘草、干姜、白芍、佛手。

——《孟河马培之医案论精要·流痰》

按语：此案患者脾肾久亏。初诊，病机属胃之生气不旺，湿痰滞于腠理，急为扶土和中。二诊，胃气稍苏，脾元仍弱，仍治以扶土调中之法。三诊，脾土仍弱，胃口又呆，治以补火生土之法。四诊，气血两衰，中阳不运，湿痰停留于胃，胃气上逆，先为扶土和中，嗣后再为峻补。

案例 5

某，脾肾不足，湿痰留于经络，荣卫不利，始则足痛，继之背驼，咳嗽发热，股腿结肿三处，成为龟背流痰。脉象虚细涩数，亏损已极，姑拟益气养阴。西洋参、全当归、料豆、杏仁、女贞子、怀山药、牡蛎、参须、石斛、法半夏、红枣、毛燕、贝母。

——《孟河马培之医案论精要·龟背流痰》

按语：此案病机属脾肾不足，湿痰留于经络，荣卫不利，治以益气养阴之法。

案例 6

某，龟背驼在脾俞，又患流痰，腰右硬溃，足膝软弱，不能任步。气血俱伤，无以荣养筋骨，已成残废。拟脾肾并培，多服乃佳。党参、生地、山药、怀牛膝、白芍、杜仲、陈皮、女贞子、料豆、川断、归身、冬术、红枣。

——《马培之外科医案·龟背流痰》

按语：此案病机属气血俱伤，无以荣养筋骨，治以脾肾并培之法。

案例 7

痰之为病，缘脾胃气弱，水谷之精不归正化，变饮生痰。由胃旁流于胁，右肋作痛，时作时止，业已有年。气痰凝滞积结为窠囊，于是攻注背之胃俞，漫肿作痛，成为痰注。外溃数月，脓多而肿不消，左旁皮现红紫之色，又将破头。神羸，面色㿠白，短气乏力，动则作喘，足肿至膝，气血两虚，脾肺肾三脏皆亏。外羔内空过大，且通于胃腑，极难完固。拟调脾胃，兼养胃生阴之法，内腑安和而外患可冀收口。台参须 3 克，西洋参 3 克，薏米 9 克，炒白芍 4.5 克，煅牡蛎 9 克，黑料豆 9 克，云茯苓 6 克，肥玉竹 9 克，广皮 2.4 克，杏仁 3 克，全当归 6 克，炒於术 6 克，毛燕 9 克，红枣 3 枚。

二诊：去杏仁，加霍石斛 9 克，佩兰 4.5 克。

三诊：昨进养阴清托，虚阳渐平，呛咳胁痛亦减，似有转机，宗前法进治。原方去佩兰、杏仁、加川贝 4.5 克，百合 15 克。

四诊：疮患脓已大减，精神渐复，脉仍带数，阴中之热未清，咳嗽而痰不爽，仍培气血以和肝脾。原方去薏米，加米炒麦冬 4.5 克，炙生地 4.5 克。

五诊：叠进育阴清热，咳嗽、短气、胁痛、跗肿均已大减，唯内热不净，外患脓色稠黄。脓乃血化，阴气大伤，小溲频数，气分亦弱，拟养阴清热为主，而益气佐之。原方去麦冬、石斛，加金樱子（绢包）4.5 克，炒丹皮 4.5 克，功劳子 9 克。

六诊：外患脓已大减，内膜未能完固，卧则脓水自流。是证本通于胃之脉络，仍培气血以补内膜。大生地 9 克，山萸肉 4.5 克，百合 9 克，炒白芍 4.5 克，生绵芪 9 克，象牙屑 9 克，杜仲 9 克，当归 4.5 克，麦冬 4.5 克，别直参 6 克，炙甘草 1 克，茯苓 6 克，黄丝绢 1 块。丸方：西琥珀 6 克，象牙屑 6 克，黄蜜 9 克，枯矾 6 克，黄蜡 9 克，人指甲（朱砂拌炒）3 克，炙乳香 3 克，炙没药 3 克，朱砂 3 克。上药为末和匀，先将黄蜜煎熬，再用黄蜡熔化，再入上药，泛为丸，如绿豆大，每服七粒，然后再加，加至十三丸则不再加。膏方：熟地 180 克，归身 90 克，炒白芍 60 克，百合 90 克，五味子 30 克，杜仲 125 克，别直参 90 克，山萸肉 42 克，怀山药 90 克，沙苑 90 克，於术 90 克，炙甘草 18 克，黄芪 90 克，茯神 90 克，广皮 45 克，桂圆肉 90 克，红枣 125 克，麦冬 60 克，上药煎汁 3 次，去渣，用冰糖 125 克收膏。

——《马培之外科医案·胃俞流痰》

按语：此案病机属脾胃气弱，水谷之精变饮生痰，气痰凝滞积结为窠囊，继而攻注背之胃俞而成痰注。因气血两虚，脾肺肾三脏皆亏。故初诊、二诊治以调脾胃兼养胃生阴之法。三诊，养阴清托后仍宗前法调治。四诊，仍培气血以和肝脾，兼清阴中虚热。五诊，虽叠进育阴清热，唯内热不净，阴气大伤，气分亦弱，拟养阴清热为主，而益气佐之。六诊，仍培补气血。

案例 8

某，肾俞流痰，溃久左右两空，窜及尾闾，行则伛偻，肾脉大伤，气血皆损，幸饮食如常，拟十全大补汤主之。炙生地、大白芍、山萸肉、冬术、当归、云茯苓、潞党参、川杜仲、炙甘草、生黄芪、引红枣。

——《孟河马培之医案论精要·肾俞流痰》

按语：此案病机属肾脉大伤，气血皆损，治以大补气血之法。

（七）无头疽

1. 多骨疽

马培之曰："多骨证有疮疡溃久脓水结成者，有先骨胀而后破溃出骨者。"又曰："是疽生于胫骨或足跗，而臂与头额亦间有之。身半以下者，湿兼热也，身半以上者湿兼痰也。"马培之指出，其病机在于"荣卫不利，脾气不从，以致湿痰停滞，郁蒸化热，而为腐骨"。在马培之的医案中，对多骨疽的治法如下：初起隐痛时，宜以川芎、当归、二陈、赤芍、羌活、秦艽、僵蚕、竹茹等消散、清热化湿、行瘀通络。特别指出的是，不可徒用温补，要加以消散。胫骨疼痛，热度炽盛症状明显者，治以清热利湿、和营托毒。脓毒蚀骨证，治宜调补气血、清化余毒。《外科正宗》对多骨疽，治以肾气、十全、固本、养营诸方。马培之认为，这些治法适于已经溃烂之时，非初起之治，如溃之不敛不出者，始可与肾气、养荣等方补托。马培之治疗多骨疽，还针对不同部位进行施治。例如，在臂者加桂枝、桑枝，兼进指迷茯苓丸；在头者加防风；日久不消者，加人参须、白术扶脾；在下者，胫骨肿痛，宜化骨至神丹加知母、黄柏以利湿清热。

案例

某，附骨疽，破溃成漏。大生地、山萸肉、当归、远志、泽泻、甘草、鹿角胶、怀牛膝、白芍、茯苓、白术、红枣、桑枝。

——《马培之外科医案·多骨疽》

按语： 此案病机属气血两亏兼有湿热，治以补益气血兼以利湿之法。

2. 石疽

马培之指出，石疽的病因病机为情志不遂，抑郁伤肝，荣卫不和，脾气不从，以致湿痰停滞，郁蒸化热，发为石疽。治疗石疽，未溃者宜疏肝解郁，行瘀散结；已溃者宜养营理气，化痰消坚。马培之曰："只有服补养气血之剂以解阴凝，庶可保延岁月。"

案例1

某，抑郁伤肝，思虑伤脾，肝脾荣损，气动于中，木火夹痰上升，少阳经气郁结颈左，发为石疽。硬坚如石，肩项酸胀，牙紧喉痹，脉细神羸，已入沉，势难挽救。姑念远来，拟方回府调理：党参、冬术、当归、川芎、白芍、香附、大贝、清半夏、陈皮、茯苓、甘草、煨姜、红枣。

——《马培之外科医案·石疽》

按语： 此案病机属抑郁伤肝，思虑伤脾，肝脾荣损，气动于中，木火夹痰上升，少阳经气郁结颈左，而发石疽。治以养营理气，化痰消坚之法。

案例2

陶右，心肝抑郁不遂，气化为火，火与痰升，颈左发为石疽。坚肿色红，势将外溃，溃则难愈。姑拟养荣清肝化坚。北沙参、川芎、白芍、元参、香附、清半夏、大贝、当归、连翘、中生地、左牡蛎、橘叶。

——《马培之外科医案·石疽》

按语：此案病机属心肝抑郁不遂，气化为火，火与痰升，故颈左发为石疽，势将外溃，治以养荣清肝化坚之法。

案例3

林左，肝脾郁结，气与痰滞，石疽坚肿，咽肿喉痹，牙紧颈酸，项胀。厥少不和，经络壅塞，七情至伤之病，治调非易。脾胃又薄，便溏，食入作呕吐，慎防脾败。姑拟扶土和中，冀其纳谷为幸。焦白冬术（枳实二分同炒）、佩兰、木香、枳壳、砂仁、陈皮、潞党参（藿香炒）、半夏、郁金、谷芽、炙甘草、茯苓、金橘叶。

二诊：呕吐已止，饮食加增，石疽肿亦较退，似有转机，但牙紧未松，喉痹未舒，脉沉弦涩，阴伤木郁，痰气凝痹，尚在险途，恐未为可恃。姑从原法治之。党参、冬术、川芎、当归、半夏、砂仁、陈皮、枳壳、佩兰、广郁金、白芍、橘叶。

三诊：石疽肿硬稍松，七情至伤之病究难消散，因日来饮食加增，精神稍复，姑拟原方进治。党参、当归、清半夏、佩兰、冬术、白芍、陈皮、炙草、川芎、茯苓、大贝、老姜、橘叶。

四诊：日来精神饮食倍增，石疽坚肿亦见收束，是万亿之幸也。宜香贝养荣汤主之：党参、当归、白芍、陈皮、白术、川芎、茯苓、清半夏、大贝、香附、炙甘草、牡蛎、红枣、橘叶。

五诊：恙势日见起色，宗前法治。生地、蒲黄（炒）、当归、陈皮、大贝、白芍、潞党参、川芎、茯苓、香附、清半夏、牡蛎、远志、金菊叶、红枣、姜。

——《马培之外科医案·石疽》

按语：此案病机，属肝脾郁结，脾胃虚弱；厥少不和，七情至伤；气与痰滞，经络壅塞。初诊，治以扶土和中之法。二诊、三诊，阴伤木郁，痰气凝痹，七情至伤之病尚未消散，仍从原法治之。四诊、五诊，精神饮食倍增，石疽坚肿亦见收束，恙势日见起色，宗前法治疗。

案例 4

痰气血积于肝络，少腹两旁石疽坚肿，木不知痛。姑拟温消，冀其不溃乃吉。当归、赤芍、桃仁、茯苓、肉桂、清半夏、陈皮、甘草、延胡、瓦楞子、生姜。

——《马培之外科医案·石疽》

按语：此案病机属痰气血积于肝络，治以温消之法。

案例 5

湿瘀凝滞经络，委阳穴石疽坚肿，色紫，及内侧足肚木肿，夜分热痛。将来难于收敛，急为利湿化凝，以冀收束为要。生首乌、归尾、甘草、没药、连翘、川草、赤芍、桃仁、黄柏、泽兰、怀牛膝、广皮、桑枝。

——《马培之外科医案·石疽》

按语：此案病机属湿瘀凝滞经络，急为利湿化凝之法，以冀收束为要。

案例 6

郁怒伤肝，气滞于络，络血因之留阻，胸胁作痛；继之乳根坚肿，石疽大证，脉来弦强；动劳喘气，自汗盗汗，肝阴伤，肾气不摄，证势极重。拟育阴柔肝，以化坚结。北沙参、牡蛎、当归、大贝、白芍、远志肉、泽兰、茯神、丹参、广皮、橘叶、瓜蒌子、藕节。

——《马培之外科医案·石疽》

按语：此案病机属郁怒伤肝，气滞于络，络血因之留阻，且肝阴伤，肾气不摄，证势极重。治以育阴柔肝以化坚结之法。

3. 疵疽

马培之指出，此病诸疡书皆不载，症亦罕见，在其行医的过程中，也只见过二三例。马培之认为，疵疽之形成，缘于邪气侵袭营卫，稽留脉中，血脉凝泣，气滞而不行，壅而生热，热盛则肉腐，肉腐则生脓，热陷于骨，则筋髓减而骨露。本病应与痰病相鉴别，治疗宜化瘀通络，不要误用温补之法。

案例 1

方左，疵疽右膝漫肿而热，疡科重症。姑拟利湿化凝，保其不溃乃吉。

归须、赤芍、川牛膝、没药、川黄柏、防己、桃仁、白芷、甘草、制半夏、泽兰、茯苓、桑枝、藕节。

——《马培之外科医案·疵疽》

按语：此案病机属湿邪凝滞，治以利湿化凝之法。

案例 2

张左，右膝跌伤起见，气血滞凝络中，成为疵疽。肿溃势大，内翻流水，为疡科恶候。脉虚细数，右部小滑，掌心作燥，阴分大伤，阳明胃经又有湿痰。途中又兼感冒，咳嗽痰多。先宜轻剂疏之。南沙参、杏仁、橘红、甘草、瓜蒌皮、冬桑叶、桔梗、法半夏、大贝、茯苓、枇杷叶。

二诊：刻下气血已亏，又值严寒之际，调养得宜，不受外寒，可望痊愈。西洋参、大生地、丹皮、龟板、霍石斛、云茯苓、女贞子、白芍、怀牛膝、北沙参、红枣、藕。

——《孟河马培之医案论精要·疵疽》

按语：此案病机属外伤导致气血滞凝络中，成为疵疽，并成为疡科恶候。刻下病机属阴分大伤，阳明胃经又有湿痰，又兼外感。初诊，先以轻剂疏之。二诊，因气血已亏，又值严寒之际，故以益气养阴之法调理。

案例 3

曹左，左膝盖坚肿，色白烧热，四围筋脉掣痛，针溃出血两次，幸即收口，证势极重。姑拟养阴化瘀血，保其不溃为吉。生地、牛膝、泽兰、丹皮、归尾、桃仁泥、鳖甲、川黄柏、粉甘草、赤芍、知母、丝瓜络、藕节。

——《孟河马培之医案论精要·疬疽》

按语：此案病机属阴虚有热，瘀血内阻，治以养阴清热活血化瘀之法。

（八）痈

1.肠痈

马培之认为，少腹部是"肝脉游行之所"，"肠痈"又称"少腹痈"或"缩脚痈"。其书中描述肠痈："夫痈之初生，腹中痛甚，手不可按者，即是生痈，脉形必数实。"肠痈的形成原因，多是膏粱厚味，毒蕴肠中，或湿热留滞，或产后恶露不清，或感寒而气血凝滞。马培之将肠痈按照病机的不同，分成气血凝滞、湿热流注、寒湿郁结三种类型。在外治方法上，马培之不同意陈实功《外科正宗》中的"艾灸"一法，他认为肠痈郁热之证断不可施艾灸，"若灸之恐速其成，寒者可灸之"。内治方药依照病机分证治疗，属热者，清以通之；因寒者，辛温以通之；溃则补托；而溃后肿痛不减，脓色稠厚，湿热尚炽，亦未便施补。另外，他还强调"如肠胃毒火充斥，通下之剂疑不敢试，以致肠膜烂穿，粪随脓出，患延终身"。

案例1

陶左，少腹痈证，恙起去夏，少腹梗硬，攻冲作痛。少腹乃广肠部位，肝脉游行之所，肝气怫郁，寒邪乘之，肠胃之气火失利，血随气阻，日久正虚邪凝愈甚。自冬及春，愈形高肿，色红而软，内脓已成，定须外溃。然肠膜受伤，恐粪秽并赤，且饮食少进，溲出便闭，内热舌干，脉数。阴伤热郁，倘大脓后，胃气不苏，元气不续，深为可虑。若论痈科治法，当补托毒之剂，然虚不受补，清则碍脾，治当舍外而从内。议调胃育阴，阴充便自通，胃和而食自进矣。生首乌、怀山药、柏子仁、茯苓、谷芽、北沙参、广皮、当归、玉竹、毛燕。

二诊：肠痈外溃，已得微脓，且秽从孔出，浊气外泄，大非所宜，脉象难和，食难渐进，唯虑正气与浊气并出，有上下交脱之虑。急当原方加白芍、参须、熟地。

三诊：腑气已通，原方加党参、石斛，去柏子仁、生首乌。

四诊：肠痈溃后，脓少气多，肿平一半，脉静身凉，一夜神安熟寐，是属佳兆。黎明之际，外患复增肿痛，卯时气虚滞于大肠，邪正交攻肠膜，损伤恐难完固。当阴阳并补，兼以护膜，保无更变乃佳。潞党参、怀山药、炙甘草、象牙屑、茯苓、广皮、当归、玉竹、大熟地、白芍、参须、黄丝绢。

——《马培之外科医案·少腹痈》

按语： 此案病机属肝气怫郁，寒邪乘之，肠胃之气火失利，血随气阻，日久正虚邪凝愈甚，阴伤热郁。初诊，治以调胃育阴之法。二诊，虑正气与浊气并出，有上下交脱之虑，仍宗前法加味，以增益气养阴之功。三诊，大体仍宗前法。四诊，因气虚滞于大肠，邪正交攻肠膜，损伤恐难完固，治以阴阳并补之法。

案例 2

李左，肠痈一月，少腹内硬，拘挛作痛，小溲混浊如脓。宜化瘀利湿。草薢、茯苓、怀牛膝、赤芍、泽泻、车前、黄柏、延胡、归尾、杏仁、蒌仁、藕节。

二诊：肠痈内硬较松，脓亦较清，尚宜前法加减。当归、鹿角胶、怀牛膝、泽泻、草薢、甘草、蒲公英、肉桂、苡仁、赤苓。

——《马培之外科医案·少腹痈》

按语： 此案病机属血瘀湿阻。初诊治以化瘀利湿清热之法，二诊治以化瘀利湿温阳之法。

案例3

江左，肠痈一年，内膜已伤，形衰脉弱，难治之证。十全大补丸，又服琥珀蜡矾丸。

二诊：肠痈外溃，秽从孔出，肠膜穿破，极难收口。宜十全大补加味主之。十全大补丸加木香、莫肉、黄丝绢。

——《马培之外科医案·少腹痛》

按语：此案患者肠痈日久，内膜已伤，形衰脉弱，为难治之证。病机属气血两虚，治以大补气血兼以理气、收涩之法。

案例4

泰兴吴右，正产十日后，气血凝滞，右少腹近胯处硬而作痛，腿胯拘挛，大便不畅，已成缩脚痈。急为流气化瘀，祈即消散乃吉。赤芍、五灵脂、延胡索、青皮、归须、桃仁、丹皮、瓜蒌仁、川楝子、苏木、甘草、怀牛膝。

二诊：气血凝滞致成缩脚痈，右胯拘挛，硬及半腹，腑气不通，急为消导。熟军、五灵脂、枳壳、山羊血、桃仁（研）、泽兰、元明粉、归须、蒲黄、延胡索、赤芍、陈酒。

三诊：缩脚痈硬痛渐松，唯腿胯拘挛，不能转动。瘀阻经隧，还宜宣通。延胡索、桃仁、参三七、甲片、山羊血、怀牛膝、归须、赤芍、五灵脂、泽兰、秦艽、广皮、炮姜、肉桂、威灵仙、地龙、陈酒（一杯）。

——《孟河马培之医案论精要·肠痈》

按语：此案病机属气血凝滞。初诊，产后气血凝滞，急为流气化瘀。二诊，因腑气不通，急为消导。三诊，因瘀阻经隧，仍治以宣通之法。在马培之的医论中，"肠痈"又称作"少腹痛"或"缩脚痈"。

案例5

毛右，缩脚痈三月，右胯掣痛，筋挛，大肉渐瘦。阴分已亏，络中寒湿不解，势成残废，当养荣温经通络。生地、当归、独活、怀牛膝、炮姜、木瓜、天麻、附子、鹿角屑、桑枝、陈酒。

——《马培之外科医案·缩脚痈》

按语： 此案病机属阴分已亏，络中寒湿不解，治以养荣温经通络之法。

案例 6

张右，胎 4 月，又患缩脚痈，右少腹近胯漫肿内硬，二便不爽，急为化瘀通络。归须、怀牛膝、炮姜、乌药、青皮、桂枝、木香、甲片（炙）、琥珀屑（研冲）、桃仁、秦艽、桑枝。

——《孟河马培之医案论精要·肠痈》

按语： 此案病机属瘀血阻络，故急为化瘀通络。

从上述案例来看，马培之治疗肠痈的方法如下：若气血凝滞者，治以流气化瘀；若腑气不通者，则急为消导；若湿瘀滞于肠胃，致缩脚肠痈者，治以利湿化瘀；若腿痛筋吊者，急为和营通络；若阴亏，络中寒湿不解者，则养营温经通络；若溃久内膜已伤，形衰脉弱者，则治以扶正护膜。

2. 肝痈、胁痈

因肝痈和胁痈均发胁肋之间，病因病机相似，故马培之将肝痈和胁痈归在一起论述。马培之认为，很多医者在肝痈初起之时，并不知生痈而"因循误治，迨至外溃"，故应在早期就及时判断病情，对症治疗。而肝痈、胁痈的早期表现，马培之在《医略存真·肝痈胁痈》中也有论述："初起必呼吸不利，转侧不能，手不可按，肝叶生疮之的候……至于皮现红紫之色，则内脓已成，势将外溃，溃于季肋软肉之处，犹可望痊。若溃于肋缝之中，经年累月，不能完口。"究其病因病机，马培之将本病的发生归为以下几点：嗜酒过量，热毒停胃，蒸成痰浊，痰热冲激则肝横，横则血壅不行，痰浊乘之，因结为痈；跌闪胁肋，血瘀不行，气机壅滞，久亦成痈；时温病后，邪热留于肝络，郁蒸腐变，则又为痈；小儿痰热，聚于肝络，咳嗽继以胁肿，后亦为痛。

马培之治疗肝痈、胁痛，在遵循古法治疗的同时，详尽地加以辨证施治。如"初起清肝通气之中，必兼消瘀化痰，通脉络之壅滞，方为得当。溃宜养阴清托为主，参、芪不可早投"。马培之在治疗外科疾病的时候，对参、芪的使用很严谨。就肝痈而言，马培之认为，肝为刚脏，气火盛，销铄肝血，溃则肝阴愈伤，若此时以参、芪补气，正是助其火力，脓反难出，肿痛难除。但也不是一味禁用，马培之特意提出，"内膜伤者，呼吸出气流脓，参、芪补托之中加以酸收之味，间有可愈者，外治丹散，禁用升降，重伤里膜"。

案例 1

王左，平昔嗜饮，一夕饮后，因恼怒而右胁肋痛，医者诊为肝气，两旬不减，痛而且肿，就诊于予。形丰脉滑，呼吸不利，观其痛处，漫肿内硬，乃是胁痛之证，痰气滞于肝络，毒将成矣，恐难消散。然则肋缝之间，溃难收口，能将毒移于肋下，可冀收口。腑气旬日未通，控涎丹一服，并用疏肝流气化痰。香附、瓜蒌、白芥子、郁金、赤芍、桃仁、枳壳、降香、半夏、竹茹。一剂，次早便泄两次，黏腻如胶，硬移于肋骨之下，痛亦减。仍以原方，硬亦收小，而疮头高起，旬日溃脓，投清托而愈。

——《医略存真·肝痈胁痛》

按语：此案病机属痰气滞于肝络，毒将成且腑气不通。治以疏肝流气化痰之法，溃脓后，治以清托之法而愈。

案例 2

胡左，右胁压伤之后，瘀凝于络，发为胁痛，破溃两年，左脉濡细。肝肾之阴皆亏，当益气养营。生地、当归、党参、白芍、牡蛎（煅）、怀山药、新会皮、茯苓、女贞子、玉竹、红枣。

二诊：胁痛溃久不敛，气血已溃，仍养营内托。大生地、党参、白芍、当归、牡蛎（煅）、怀山药、玉竹、山茱萸、茯苓、陈皮、红枣、炙甘草。

三诊：胁痛已收大半，内亦无恙，还宜气血两培。生地、当归、白芍、山药、沙参、百合、茯苓、陈皮、山茱萸、牡蛎（煅）、粉甘草、象牙屑、红枣。

四诊：胁痛已将完口，日来胃气不和，腹肋作胀，当调气养营。当归、白芍、参须、陈皮、茯苓、佩兰、合欢、山药、红枣、牡蛎（煅）。

五诊：外患已将收口，胃亦较和，唯脾湿未清，仍调气养营。北沙参、当归、陈皮、白芍、茯苓、山药、佩兰、苡米仁、牡蛎（煅）、大生地、红枣。

六诊：外患已敛，内亦无恙，唯气体虚弱，当营卫并调。大生地、当归、白芍、玉竹、西洋参、女贞子、新会皮、牡蛎（煅）、山茱萸、红枣。

七诊：外患已久，阴分已亏，日来稍有暑邪，舌苔黄腻。补剂从缓，先宜养阴清暑。北沙参、石斛、茯苓、山药、当归、苡米仁、女贞子、料豆、新会皮、玉竹、红枣、牡丹皮、荷叶。

——《孟河马培之医案论精要·肝痈》

按语： 此案病机属压伤之后，瘀凝于络而发为胁痈，因破溃日久，肝肾之阴皆亏。初诊，治以益气养营之法。二诊，气血已溃，仍养营内托。三诊，胁痛已收大半，内亦无恙，还宜气血两培。四诊，胃气不和，治以调气养营之法。五诊，唯脾湿未清，仍调气养营。六诊，外患已敛，内亦无恙，唯气体虚弱，当营卫并调。七诊，外患已久，阴分已亏，日来稍有暑邪，则补剂从缓，先宜养阴清暑之法，而后再据证治以调补之法。

案例 3

苏左，去夏湿温病中邪后，痰热留于胃络，始则胸肋作痛，继之承满穴结肿，成脓外溃，脓自肋缝而来，内深寸余，幸内膜未伤，收口不易，拟养阴内托。北沙参、当归、茯苓、象牙屑、粉甘草、牡蛎（煅）、怀山药、白芍、远志、陈皮、红枣。

二诊：胁痛通于肋缝，幸内膜未伤，可冀收口，仍拟养营内托。党参、生地、当归、白芍、百合、远志、牡蛎（煅）、炙甘草、山茱萸、茯苓、陈皮、红枣。

三诊：胁痛脓水已经尽，渐见长满，还宜养营内托。党参、大生地、当归、白芍、牡蛎（煅）、山茱萸、新会皮、炙甘草、玉竹、远志、红枣。

四诊：胁痛脓水已尽，新生之肉已长满，还宜从前法进治。北沙参、大生地、当归、白芍、象牙屑、山茱萸、牡蛎（煅）、远志、怀山药、陈皮、红枣。

丸方：旧琉璃（洗去油，拌朱砂炒）9克，西琥珀6克，象牙屑9克，白及9克，黄蜡9克，枯矾2.4克，人指甲3克（朱砂拌炒），蜂蜜9克。

上药为细末，先将蜜煎至金黄色，再入黄蜡熔化，再入上药为丸，如绿豆大，初服七丸，后每日加一丸，服至十三丸后则不再增加。

——《孟河马培之医案论精要·肝痈》

按语：此案病机属湿温病中邪后痰热留于胃络。初诊，治以养阴内托兼化痰之法。二诊、三诊、四诊，皆以养营内托化痰为法，用药略有出入。

案例4

痰气血凝滞于胸，右胁肋骨作胀，近又发热，两臂不举，延今三月，肝痈大证。归须、延胡索、金银花、杏仁、瓜蒌仁、桃仁、泽泻、川贝母、赤芍、五灵脂、刘寄奴、黑山栀、生瓜子肉。

——《孟河马培之医案论精要·肝痈》

按语：此案病机属痰气血凝滞于胸，治以理气清热、活血化痰之法。

案例5

痰气凝滞肝络，右胁肋痛，呼吸不利，身热咳嗽多痰，势成肝痈，拟清肝化痰利气。青蒿、瓜蒌皮、郁金、橘红、茯苓、川贝母、通草、枳壳、杏仁、苏梗、竹茹。

——《孟河马培之医案论精要·肝痈》

按语： 此案病机属痰气凝滞肝络，治以清肝化痰利气之法。

3.子痈

马培之在《马评外科症治全生集》中谈到子痈时，强调子痈当与囊痈区别治疗，指出"子痈则睾丸硬痛、睾丸不肿，而囊肿者为囊痈"。马培之认为，子痈病因乃湿热下注，气血凝滞而致，治疗多用清肝利湿之法。

案例

曹左，痄腮之后，又患子痈，睾丸红肿疼痛，身热。此乃湿热下注厥阴之络，气血凝滞。当清肝经湿热，行气化瘀。柴胡、丹皮、酒芩、云茯苓、黄柏、橘核、防己、赤芍、连翘、泽泻、木通、川楝子、紫苏、甘草。

——《孟河马培之医案论精要·子痈》

按语： 此案病机属湿热下注厥阴之络，气血凝滞，治以清肝经湿热、行气化瘀之法。此案类似西医所说流行性腮腺炎合并睾丸炎。

（九）瘤

1.肉瘤

案例

泰州蔡左。瘤有八种，非阴阳正气结成，乃脏腑湿痰浊气凝滞肉里，致左鬓之上肉瘤，肿大如杯，软中带坚，成为渣瘤，则可破矣。拟化痰泄浊。川芎1.5克，当归4.5克，大贝6克，甘草1.2克，僵蚕4.5克，法半夏4.5克，白芥子4.5克，海藻9克，云茯苓6克，陈皮3克，桔梗3克，竹茹（炒）4.5克。

——《孟河马培之医案论精要·肉瘤》

按语： 此案病机属脏腑湿痰浊气凝滞肉里，治以化痰泄浊之法。

2. 痰瘤

马培之认为，痰瘤是因痰湿瘀滞体内而致，治法多以化痰祛湿为主。

案例 1

镇江蒋左，痰湿滞于肉里，加以程途劳顿，气血滞而不行，两股间发为痰瘤，肿大如桃，色红，按之软陷，成脓之象。拟化痰消积。当归、白芷、黄柏、大贝母、白芥子、连翘、赤芍、法半夏、陈皮、昆布、竹茹（姜汁炒）。

二诊：股间痰瘤左大于右，按之空软，成脓之象，仍化痰散积。照前方加海浮石，分量加重。

——《孟河马培之医案论精要·痰瘤》

按语：此案病机属痰湿滞于肉里，加以程途劳顿，气血滞而不行，发为痰瘤，并有成脓之象。初诊、二诊皆治以化痰消积之法。

案例 2

倪左，阳明痰热上升，结于上颚，成为痰瘤，肿大且坚，鼻旁肿突，迄今一年。势须破溃，宜化痰清热泄浊。昆布、法半夏、橘红、蛤粉、竹茹、大贝母、元参、赤芍、海藻、僵蚕、连翘、桔梗、荸荠、海蜇。

——《孟河马培之医案论精要·痰瘤》

按语：此案病机属阳明痰热上升而结于上颚，治以化痰清热泄浊之法。

3. 筋瘤

马培之认为，筋瘤多因怒动肝火，血燥筋挛所致。治疗应以清肝、养血、舒筋为主。

案例

沈左，心肝抑郁不遂，怒气化火，两耳气闭，耳音不聪，脉门筋结成瘤。拟解郁疏肝。当归、白芍、蜜水炒柴胡、白蒺藜、远志、茯苓、陈皮、泽泻、丹皮、石决明、炙甘草、荷叶、石菖蒲。

——《孟河马培之医案论精要·筋瘤》

按语：此案病机属心肝抑郁不遂，怒气化火，脉门筋结成瘤，治以解郁疏肝之法。此病类似于西医所称腱鞘囊肿、浅表静脉瘤、静脉曲张等。

4. 血瘤

马培之谈到血瘤之病因，谓"头为六阳之首，诸阴邪不能上越，恼怒伤肝，肝木内夹相火上升，络血凝滞"。治法多用清肝化坚散瘀之法，加以外敷药治疗。

案例 1

囟门右旁结成血瘤，数年来大如覆碗，坚硬，筋脉掣痛。拟清肝化坚，保其不溃乃吉。当归 4.5 克，赤芍 4.5 克，石决明 15 克，蛤粉 9 克，连翘 6 克，蒲黄 3 克（包），象贝母 9 克，海藻 6 克，羚羊片 2.4 克，山栀 4.5 克，夏枯草 6 克，丹皮 4.5 克，元参 9 克，白蔹 4.5 克。

敷药方：大黄 15 克，白蔹 6 克，朴硝 12 克，蒲黄 6 克，白芷 4.5 克，黄柏 9 克，白及 6 克，象贝母 9 克，赤芍 6 克，陈皮 3 克，三棱 6 克，莪术 6 克，昆布 9 克。

研细末，用醋调敷患处。

——《孟河马培之医案论精要·血瘤》

按语：此案病机属肝火上升，络脉瘀血凝滞，治以清肝化坚之法。

案例 2

丁左，左腮角血瘤，蒂大如盘，推之不移，肉腐流血，难治之症，姑拟清肝散瘀。赤芍、丹皮、胡黄连、生地、羚羊片、大贝母、连翘、蒲黄、元参、甘草、夏枯草、藕节。

——《孟河马培之医案论精要·血瘤》

按语：此案病机属肝火兼有血瘀，治以清肝散瘀之法。

附方

敷血瘤方：治血瘤，防其破损出血。

大黄 12 克，血竭 6 克，蒲黄 6 克，白芷 4.5 克，黄柏 9 克，朴硝 12 克，赤芍 3 克，陈皮 3 克，白蔹 6 克，象贝 9 克。研细末，醋调敷患处。

（十）岩

1. 失荣

马培之认为，失荣多由肝郁气机不舒，气滞血瘀阻于胆经颈络而结为肿块；或由于操劳思虑，郁损心脾，脾虚运化失司，水湿津液凝聚为痰，痰瘀脏毒凝结于少阳、阳明之络而发本病。治疗上马培之多以清肝解郁和化痰散结为法。

案例 1

郁左，肝郁不舒，气火夹痰，凝结颈左，失荣坚肿，筋脉挛痛，宜清肝解郁。川芎、当归、白芍、生地、夜交藤、僵蚕、蛤粉、大贝母、钩藤、夏枯草、丹皮、金橘叶。

二诊：失荣坚肿，痛挛肩背，原方加黑山栀三钱，去夜交藤、钩藤。

三诊：操劳思虑，郁损心脾，木失畅荣，气化为火，阳明浊痰借以上升，致颈左坚肿，成为失荣。焮热刺痛，痰火交并络中，投剂以来，肿热略减，唯动则气升，饮咽作阻，卧则渐平。肺为气之主，肾为气之根，水不养肝，蛰藏失职，肝逆直奔，肺胃职是之故。宜滋水柔肝，纳气归肾。但舌苔白滑，而两边尖渐绛，阴分固伤，上焦痰气痹郁，似宜先清其上，兼平肝木。俾郁解痰消，饮食畅进，嗣后再商补肾。服清肺化痰之药。炒生地、象贝母、清半夏、青陈皮。

——《马培之外科医案·失荣》

按语：此案病机属肝郁不舒，郁损心脾，阳明浊痰借以上升，气火夹痰，交并络中，凝结颈左，以致失荣坚肿。初诊、二诊，均治以清肝解郁之法，用药略有出入。三诊，针对水不养肝，蛰藏失职之病机，拟治以滋水柔肝、纳气归肾之法。但因阴分已伤，上焦痰气痹郁，故先清其上，治以清肺化痰兼平肝木之法。俾郁解痰消，饮食畅进，嗣后再商调补肝肾之治。

案例 2

司左，肝郁夹痰，项右失荣，坚肿，经今五月，胸背颈项攀痛。肝脾两伤，气血并损。姑拟益气养荣。当归身、党参、冬术、白芍、川芎、清半夏、陈皮、炙甘草、炒生地、佩兰、红枣、煨姜。

——《马培之外科医案·失荣》

按语：此案病机属肝郁夹痰，肝脾两伤，气血并损，治以益气养荣之法。

2. 肾岩

在马培之看来，肾岩多由肝肾素亏，或忧思郁怒，使相火内灼，肝经血燥，火邪郁结而成。马培之治疗本病多用滋阴降火，化湿解毒为主。方以清肝汤或知柏八味丸加减，如溃后则用绿枣丹、二消散、巴灰散等掺患处。

案例 1

阜宁顾右，肝火湿热蕴结下焦，肾岩翻花，幸茎头未损，甚不易治，拟清肝汤主之。细生地、大贝母、粉丹皮、泽泻、黄连、知母、藕节、天花粉、连翘、赤芍、黄柏、甘草，翻花处掺绿枣丹。另：用银花、白芷、甘草、黄柏，煎水洗。

二诊：原方加当归。翻花内凸处点二消散，余处上绿枣丹。

三诊：仍原方。翻花处稍平，以石灰少许泡在碱水内，隔水溶化，用针点高凸处，余掺二消散。

四诊：原方去天花粉、黄连、知母，加萆薢、乌贼骨。翻花内胬肉仍点灰碱膏，余掺二消散。

五诊：仍服原方。翻花另有一孔与尿眼通，用线穿之破开，胬肉龟头自见则愈矣。翻花内胬肉上点灰碱膏，余掺二消散，或绿枣丹，或巴灰散。

————《孟河马培之医案论精要·肾岩》

按语：此案病机属肝火湿热蕴结下焦。初诊，治以清肝泻火、化湿解毒之法，并结合相应外治之法。其后二、三、四、五诊，均以此法为主结合外治。

案例 2

查左，下焦积湿积热不清，致生肾僵硬翻花，幸未出血，溺管不硬。尚可疗治，拟方速紧乃佳，万勿轻视也。川柏 7.5 克，泽泻 6 克，乌贼骨 9 克，小生地 9 克，草薢 6 克，知母 7.5 克，龟板 18 克，赤芍 7.5 克，丹皮 6 克，生甘草 2.4 克，风化硝 1.2 克。

——《孟河马培之医案论精要·肾岩》

按语：此案病机属下焦积湿积热不清，治以化湿清热解毒。

案例 3

李左。玉茎者，即宗筋也，乃肾脏之主，又十二经络之总会。马口，专属手少阴心经。肾脏阴虚，火郁心肝，二脏之火，复会于此。始时马口痒碎，渐生竖肉，业已年余。今夏破溃翻花，出血数次，火郁日久，必致外越，血得热而妄行。《经》云："实火可泻，虚火可补。"且龙雷之火，不宜直折。脉细数，阴分大伤，急当峻补真阴，兼介类潜阳之法，俾龙雷之火得以归窟，而外患方保无虞。西洋参、麦冬、丹皮、天冬、小生地、玄武板、粉甘草、泽泻、白芍、藕。

——《孟河马培之医案论精要·肾岩》

按语：此案病机属肾脏阴虚，火郁心肝，阴分大伤，火郁日久，血得热而妄行，治以峻补真阴兼介类潜阳之法。

3. 舌岩

马培之认为，舌岩多由心脾之火郁结而致，治疗上以清火养阴化痰为主。

案例 1

太兴胡左，心脾火郁，致发舌岩，破溃翻花出血一次。此证疡医绝候，拟养阴清化郁热。羚羊片 5 克，酒芩 5 克，元参 9 克，天花粉 6 克，大贝母 9 克，夏枯草 6 克，瓜蒌 9 克，细生地 15 克，赤芍 6 克，人中黄 2.5 克，牡蛎 12 克，丹皮 6 克，芦根 30 克。

二诊：舌岩破溃翻花，气火有升无降，呛咳不宁，下体不利，拟养阴清气化火。南沙参 9 克，石决明 15 克，瓜蒌 9 克，苏梗 6 克，杏仁 6 克，大麦冬 9 克，蛤粉 9 克，马兜铃 6 克（蜜炙），象贝母 9 克，橘红 3 克，知母 5 克，梨 30 克。

三诊：气火较平，呛咳亦减，仍养阴清气化火主治。南沙参 9 克，羚羊片 1.5 片，大贝母 6 克，橘红 3 克，大麦冬 6 克，石决明 15 克，马兜铃 6 克，杏仁 6 克，知母 6 克，蛤粉 9 克，苏梗 6 克，瓜蒌 9 克，梨 30 克。

——《孟河马培之医案论精要·舌岩》

按语：此案病机属心脾火郁，致发舌岩。初诊，治以养阴清化郁热之法。二诊，针对气火有升无降之病机，治以养阴清气化火之法。三诊，因气火较平，仍以养阴清气化火主治。

案例 2

稽左，心脾之火夹痰上升，舌岩坚肿破碎，饮咽不能。证非轻浅，拟清火化痰。麦冬、蛤粉、海藻、大贝、元参、僵蚕、桔梗、橘红、生甘草、连翘、蒲黄、地栗、竹茹。

二诊：吹清阳柳华散加琥珀、橄榄灰、蒲黄、冰片，已渐软，然未可恃，原方加羚羊片、丹皮。

——《孟河马培之医案论精要·舌岩》

按语：此案病机属心脾之火夹痰上升，治以清火化痰养阴之法。清阳柳华散收录在马培之的《外科传薪集》中，方药组成：黄柏 1 两，青黛 1 两，月石 1 两，人中白（煅）1 两。此方也可治咽喉肿痛。

案例 3

常州施左，舌菌二年，发在舌尖，幸根蒂不大，尚可调治，非烙不可，先为养阴清心。小生地 9 克，大麦冬 6 克，生蒲黄 1.2 克，连翘 6 克，甘草 1 克，赤芍 3 克，川黄连 0.6 克，大贝母 6 克，丹皮 6 克，元参 6 克，灯草 0.3 克。

——《孟河马培之医案论精要·舌岩》

按语： 此案病机属心经毒火，治以养阴清心解毒之法。舌疳发于舌部，多由心脾二经毒火上炎所致。初则舌肿如豆，渐之肿如菌样，头大蒂小，故也称之曰舌菌。若顶部溃破，余处仍坚硬者，称为绵溃。若穿透腮部和舌体，食入之物漏出者，称为瘰疬风。本病类似西医所称舌癌。

4. 上腭岩

马培之认为，上腭岩多由痰火上升造成，治宜清火化坚。

案例

陆左，痰火上升，上腭结肿成瘤，坚硬如石，势难消散，拟清火化坚，合丸常服，徐徐调治。丸方：川连 18 克（酒炒），酒黄芩 45 克，昆布 30 克，炒僵蚕 45 克，夏枯草 45 克，元参 60 克，海藻 45 克，法半夏 45 克，连翘 45 克，橘红 30 克，知母 45 克，蒲公英 24 克，大贝母 90 克，黄柏 30 克，甘草 15 克。上药为末。另，荸荠 250 克，海蜇 125 克，煎浓汁，加竹沥 250 克和入汁内泛丸。每服 6 克，一日二次，开水送下。

又丸方：川连 18 克，昆布 30 克，大贝母 60 克，元参 60 克，赤芍 30 克，海藻 45 克，橘红 30 克，僵蚕（炒）45 克，毛慈菇 24 克（切片），瓦楞子（煅）60 克，黄柏 30 克，黄芩 30 克，连翘 15 克，风化硝 60 克，桔梗 30 克，夏枯草 90 克。上药为末。另荸荠 250 克，海蜇 125 克，煎浓汁，加竹沥 250 克和入汁内泛丸。早晚各服 6 克。

敷药方：黄柏末 6 克（竹沥浸晒干），橄榄核 4 枚（磨粉晒干），血竭

1.5 克，元明粉 6 克，西月石 9 克，生蒲黄 1.5 克，血珀 6 克，黄连 1.5 克，毛慈菇 6 克，冰片 0.6 克，鸡内金 1.5 克，僵蚕 0.6 克（生晒研），火硝 6 克，青黛 6 克。上药各研细末和匀，用好墨磨浓稠药，以笔蘸涂瘤上。后又加铁锈 9 克，研细和入。

——《孟河马培之医案论精要·上腭岩》

按语： 此案病机属痰火上升，上腭结肿成瘤，治以清火化坚，徐徐调治。

5. 腮岩

马培之认为，腮岩是因痰血交结，瘀阻成积，逐渐恶变而成。治法上应以养阴清热化毒为主，加以安心静养。

案例

靖江朱右，肝胃火郁，右牙龈肿而木硬，继之破溃内翻，外腮穿溃，肿而色紫，痛掣颈项，已成岩证。幸内翻不坚，未曾出血，犹有一二生机，姑拟养阴清化郁热。羚羊片 1.5 克，元参 6 克，人中黄 2.4 克，天花粉 6 克，赤芍 7.8 克，鲜生地 15 克，大贝母 9 克，连翘 7.8 克，蒲黄 7.8 克，丹皮 9 克，淡竹叶 30 张，芦根 30 克。外翻花处掺藕节散、蒲黄散加冰片少许，又以三黄膏纸贴之；内以柳华散、清阳散、冰连散加冰片少许和匀吹之；四周围清宝丹和遇仙丹调敷。

二诊：仍服原方，加黑山栀 6 克，吹掺敷药依旧。

三诊：腮岩肿痛略减，唯色紫不退。血凝毒聚，防其腐大，恙延日久，阴分大伤，汗出津津，还宜养阴清胃化毒。南沙参 9 克，元参 7.8 克，羚羊片 1.5 克，麦冬 9 克，赤芍 7.8 克，天花粉 6 克，丹皮 7.8 克，细生地 9 克，大贝母 9 克，连翘 7.8 克，人中黄 1.5 克，鲜芦根 30 克。末药服方：牛黄 1.5 克，璘珠 1.5 克，熊胆 1.5 克，天花粉 6 克，青黛 6 克，大贝母 6 克，绿豆粉 9 克，人中黄 1.5 克，冰片 120 毫克，琥珀 3 克。研为细末，每服 1.5 克，竹叶灯心汤下；又加犀角 2.4 克（或磨或镑，现用代用品，下同），寒水石 2.4 克（水飞），生蒲黄 2.4 克。

四诊：恙原前方已述，唯四围高坚不软，掣痛不宁，延防出血。南沙参 9 克，元参 9 克，麦冬 9 克，鲜生地 25 克，羚羊片 4.5 克（先煎），胡黄连 1.8 克，天花粉 6 克，丹皮 9 克，赤芍 6 克，夏枯草 25 克，青黛 1.5 克，生蒲黄 7.8 克，芦根 93 克（捣汁冲），鲜藕节 3 枚（煎水代煎药），龙胆草 125 克（用清水 1500 毫升，煎数沸去渣收膏，约一酒杯，冷透听用）

外用：四围敷生军末，或用蛔虫捣烂，加冰片，用涎搽最妙；或用田螺水加冰片亦妙。外翻花处用绿枣丹、蒲黄散、藕节散加冰片和匀掺之；内以绿枣丹、柳华散、清阳散共和吹之。

五诊：肿势渐软，紫色已退，大见其效，唯夜分咽干口燥。用吴萸 9 克，研末用醋调敷两足底心。

六诊：腮岩之证本不易治，唯安心静养，不动肝火，十中方可挽回一二。经治来稍见松机，迩时因心绪不遂，心火与肝阳复又萌动，轻势略加，回里调理为是。羚羊片 4.5 克（先煎），西洋参 3 克，天花粉 9 克，赤芍 6 克，粉丹皮 9 克，胡黄连 6 克，鲜生地 25 克，大麦冬 9 克（去心），夏枯草 25 克，蒲黄粉 3 克，元参 6 克，芦根 90 克。又膏方：黄连 9 克，罂粟壳 46 克，麻油 125 克。以上药共熬枯去渣，入白蜡 30 克，熔化冷透，摊作膏药贴。

吹药方：月石 1.5 克，蒲黄粉 1.5 克，黄柏末 0.9 克，真川连 0.9 克，青黛 1.2 克，藕节 1 个，琥珀屑 0.9 克，红枣 3 个（将红枣去核，内包真铜绿豆大一块，炭火煅红存性，研末，加冰片少许）。上药共研细末和匀，吹掺皆可。敷药方：加生军末 180 克。

——《孟河马培之医案论精要·腮岩》

按语： 此案病机属肝胃火郁，血凝毒聚，阴分大伤。治以养阴清热化毒之法为主，并结合相应的外治方法。腮岩大多为腮腺癌，因能侵及面神经，并可向颈淋巴结转移，故大多数伴有剧痛，并严重影响咀嚼功能。

6. 牙岩

牙岩，即牙癌。马培之认为，牙岩多由营血久亏，肝郁化火，火炎于上所致。初则牙龈肿腐，久则内外穿溃，肉翻峥嵘。治疗上马培之多以养营清火主之，患处多用柳华散、清阳散、冰连散等渗之，外用三黄膏贴之，四围红肿处用清宝丹敷之。

案例 1

刘右，肝胃火郁，齿痛硬拔之后，出血翻花，半面肿硬，腮颊穿溃，痛出头额、太阳，已成牙岩。证势极重，姑拟养阴清肝胃郁热。南沙参 15 克，赤芍 45 克，大贝母 9 克，连翘 6 克，酒芩 4.5 克，天花粉 6 克，细生地 9 克，大麦冬 9 克，寒水石 9 克，羚羊角 6 克，元参 9 克，牡丹皮 6 克，淡竹叶 30 张，芦根 30 克。

牙岩内翻花处上柳华散、清阳散、绿枣丹、藕节散和匀；外用三黄膏贴之；四周红肿硬处用清宝丹、生军末、遇仙丹和匀，用冷茶调敷。

又服末药方：犀角 1.5 克，羚羊角 3 克，蒲公英 6 克，黄柏 3 克，人中白（煅）6 克，大贝母 9 克，琥珀 6 克，牛黄 0.9 克，冰片 0.45 克，胡黄连 6 克，寒水石 9 克，熊胆 1.5 克（烘）。研为细末，每服 1.5 克，竹叶灯心汤下。

——《孟河马培之医案论精要·牙岩》

按语：此案病机属肝胃火郁，治以养阴清肝胃郁热兼以解毒之法。

案例 2

谈左，牙疳腐烂成岩，重症也。南沙参 9 克，细生地 15 克，羚羊片 1.2 克，玄武板 9 克，玄参 6 克，丹皮 6 克，大贝母 6 克，天花粉 6 克，胡黄连 1.2 克，淡竹叶 30 张。另患处上柳华散、冰连散、人中白散各等分。

二诊：牙岩痛减肉平，仍宜前法，加牡蛎 9 克，羚羊片 0.3 克。

——《孟河马培之医案论精要·牙岩》

按语： 此案属肝胃火郁，治以养阴清肝胃郁热兼以解毒之法。

案例 3

陈左，胃火上升，牙岩溃腐，肉翻且坚，难治之症，勉立一方。羚羊角、天花粉、连翘、大贝母、鲜生地、麦冬、甘草、元参、生石膏、桔梗。

二诊：此方服四剂之后，痛定肉平颇效。原方加黄柏、芦根。

——《孟河马培之医案论精要·牙岩》

按语： 此案病机属胃火上炎，治以养阴清胃、清热解毒之法。

（十一）鹤膝风

马培之对鹤膝风的病因病机、鉴别诊断和立方用药有专题论述，皆为数十年之心得。马培之认为，前人治疗鹤膝风过于片面，不能一概施以辛温之法，谓"设有肝肾阴亏，湿热下注者，岂可以辛温例治乎"，否则致其肿溃，成为败症。他认为治疗鹤膝风首先要分清寒热虚实，应该用通络利湿，继以养阴清络之法治疗。马培之还将鹤膝风与他证鉴别，言"又有似鹤膝而实非者，曰湿痹。其见症两膝肿痛，或肿及足踝，虽延至三五月，而腿肉不消，筋脉不拘。与鹤膝之一两月后即大肉枯细、屈不能伸者迥别，而治法亦异。盖痹证属实，鹤膝夹虚，有单有双"。在治疗上，马培之强调"须认定寒热，凭脉用药，斯无贻误"。其所列内外治诸方甚多，如若初起肿痛，按之不热，兼寒热者，最妙以万灵丹汗之，或用独活渗湿汤、防己桂枝汤；日久腿足枯细者，古之大防风汤、三因胜骏丸、三痹汤等方，均可选用。

案例 1

王左，肝肾阴亏血少，风与湿邪袭于经络，两膝盖肿热作痛，迄今四月，腿肉减消，已成鹤膝风。防其残废之虞，急为养阴通络。当归、炙龟板、黄柏、苡米仁、萆薢、赤芍、独活、川牛膝、秦艽、中生地、丝瓜络、桑枝（酒炒）。

二诊：鹤膝风两膝肿热作痛，脉细数，内热口干，当养阴清络。细生地、黄柏、知母、秦艽、丝瓜络、鳖甲、当归、草薢、川牛膝、赤芍、地骨皮、桑枝、地龙。

——《孟河马培之医案论精要·鹤膝风》

按语：此案病机属肝肾阴亏血少，风与湿邪袭于经络且郁而化热，治以养阴清热、祛湿通络之法。

附方

通络利湿汤：治鹤膝肿热作痛。

大豆卷9克，防己6克，赤芍4.5克，秦艽4.5克，川牛膝4.5克，川草薢6克，干地龙5条（酒洗），川石斛9克，归须6克，黄柏4.5克，白茄根4.5克，桑枝15克。

养阴清络饮：治疗鹤膝风，肿热日久，夜分痛甚者。

炙鳖甲15克，秦艽4.5克，黄柏4.5克，炙龟板15克，干地龙5条（酒洗），川石斛9克，独活3克，赤芍4.5克，川牛膝4.5克，当归6克，川草薢6克，苡米仁15克，桑枝15克。

独活渗湿汤：治疗鹤膝风因风寒湿初起，肿痛寒热者。

独活3克，防风3克，苍术4.5克，黄柏4.5克，当归6克，秦艽4.5克，防己6克，川草薢9克，赤芍4.5克，川牛膝4.5克，桑枝15克。

防己桂枝汤：治疗寒湿鹤膝初起肿痛无热者。

桂枝2.4克，川草薢6克，独活4.5克，秦艽4.5克，川牛膝4.5克，白茄根6克，木防己6克，赤芍4.5克，苍术4.5克，炙没药3克，全当归6克，炒桑枝15克，威灵仙4.5克。

大防风汤：治疗三阴不足，风邪乘之，两膝作痛，膝肿而腿细。

潞党参6克，黄芪6克，熟地6克，木防风3克，怀牛膝4.5克，熟附子3克，甘草1.5克，羌活3克，川芎3克，生白术6克，全当归6克，川杜仲 6 克，桑枝 15 克。

案例 2

初起膝盖骨内作痛，如风气一样，久则日肿日粗，而大腿日细者是也。因形似鹤，故名。专治之法：取新鲜白芷，用酒煎至成膏，收贮瓷瓶，每日取膏二钱，陈酒送服。再取二三钱涂患处，至消为止。否则，用阳和汤日服，外以白芥子为粉，白酒酿调涂亦消。

马曰：鹤膝乃三阴不足，有外受风寒、脾湿下注而成者，有肝肾阴亏、湿热下注而成者，阳和汤不宜，即白芷、白芥子等品，有热者亦不可用。

——《马评外科症治全生集·鹤膝风》

按语：此案病机属三阴不足，外受风寒、脾湿下注，治以温阳补血、散寒通滞之法。

（十二）鸡胸、龟背

马培之认为，鸡胸发于肺，肺位最高，处于胸中，为五脏华盖。吮热乳感受外风，酿成痰滞于胸膈，积而生热，肺气上浮，胸骨高起，是为鸡胸。症见咳嗽或无，气粗，日久羸瘦，发热毛焦，唇红面赤，即成气疳之候。马培之所说的"气疳"，即肺疳也，治疗上宜清降肺气，所谓"气降痰消，胸骨自平"。而又有鸡胸龟背并发者，症见"肺有痰热，客风从风门而入于肺俞，其背驼于脊之第三椎，乃肺气壅遏，胸背之骨撑凸而起。有单脊凸而胸不高者，其候短气头低，兼咳嗽，腰背板强，久则两足软弱，甚至不能站立"。究其病因，乃肺为肾母，肾为肺子，清肃不降，肾水不生，肺虚不能荣运，脏腑灌溉经络，上源竭而下源急。治疗上，马培之不主张用古方之龟胸丸，认为龟胸丸中所用硝、黄未免伤其正气；而龟背之用六味鹿茸，奈地黄之滞腻，鹿茸之助阳，非不中病，必致增剧，且肺为清虚之脏，病在上者，只可轻清。

马培之认为，龟背的病因多由先天肾亏，冷风入脊；或痰饮攻注；或闪挫折伤；或肾肝虚热；婴儿脊骨柔脆，或强坐太早，皆能致之。就病位而言，马培之认为，"突于脊之第三椎者，肺脏受病；突于第五椎以下者，厥阴肝经受病；十椎十一椎者，属太阴脾经；受病十二椎以下者，足少阴肾经"。

治疗上，马培之批评某些医者"见脊突腰背作强，总属虚寒，不分何脏，不究所因，一概温补"，而致邪留不去，痰湿不行，变成残废，"枉致夭亡者多多矣"。他强调，只有嗜欲伤肾之人，精衰血惫，腰痛脊突者，非温补三阴不可，其余情况要注意辨证论治。

马培之将自己治疗此病的经验数方整理在册，以供后人参考。

附方

枇杷叶膏（自制）：治鸡胸及龟背，肺俞脊突，发热咳嗽，气粗喘促，呼吸有痰音者。其叶气味俱薄，肺胃二经之药，清肺降气，开胃消痰。鲜枇杷叶五斤，拭去毛，煎浓汁去渣滤清，熬至稠浓，加冰糖十两，溶化收膏。

清肺饮（自制）：治鸡胸，内有痰热，兼受外风者。

杏仁二钱，苏梗一钱，瓜蒌皮三钱，川贝母一钱，橘红一钱，桑叶一钱，枳壳八分，枇杷叶三钱（去毛），牛蒡子、桔梗一钱。

加味泻白散（自制）：治鸡胸，气粗身热。

桑白皮二钱，苏梗一钱，川贝母一钱，橘红一钱，甘草三分，瓜蒌皮三钱，杏仁二钱，地骨皮钱半，茯苓二钱，雪梨三片。

加味白薇汤（自制）：治肺胃痰热壅于膈上，身热咳嗽，气粗痰鸣，口干作渴。

白薇二钱，蒌仁三钱，橘红一钱，杏仁二钱，象贝二钱，丹皮五钱，桑白皮二钱，青蒿一钱，竹茹一钱，浮石三钱，雪梨三片。

麦冬汤（自制）：治肺虚有热，胃有湿痰。

南沙参三钱，麦冬二钱，橘红一钱，瓜蒌皮三钱，蛤粉二钱，清半夏一钱，川贝一钱，茯苓二钱，苡米三钱，竹茹六分。

补肺清金饮（自制）：治鸡胸龟背，脉虚数，身热少食者。

怀山药三钱，北沙参三钱，麦冬二钱，杏仁二钱，蒌皮三钱，茯苓二钱，橘红一钱，川石斛三钱，毛燕二钱，莲子十粒，去心，大贝二钱。

金水准调散（自制）：治鸡胸龟背，内无痰，脚弱不能站立。

麦冬二钱，茯苓二钱，女贞子三钱，料豆三钱，玉竹三钱，当归钱半，毛燕三钱，怀牛膝钱半，旱莲草钱半，北沙参三钱，怀山药二钱，桑寄生三钱，红枣三个。

疏肝流气饮：治风冷，着于肝俞，五六椎两旁作痛，牵引胁肋。

当归二钱，丹参二钱，白蒺藜三钱，乌药八分，茯苓二钱，秦艽钱半，川断肉五钱，红花钱半，橘络八分，老姜一片。

清肺和肝饮：治风冷，着于肝俞，五六椎两旁作痛，牵引胁肋，咳嗽气粗。

杏仁二钱，橘络八分，云茯苓二钱，枳壳八分，佛手钱半，瓜蒌皮二钱，丹参钱半，蒺藜钱半，当归钱半，秦艽钱半，川楝子钱半（切）。

温脾饮：治寒客太阴，或痰滞于脾，肚腹悠悠作痛，腰酸伛偻。

当归钱半，焦白术一钱，茯苓二钱，乌药八分，小茴香八分，延胡钱半，姜半夏一钱，白芍钱半，炙草四分，川浓朴一两，川续断钱半，煨生姜二片。

和脾通经汤：治脾俞脊突，两旁作痛，行则伛偻，腰脊板强。

当归、木香、丹参、秦艽、焦白术、独活、川续断、红花、怀牛膝、桑枝、姜。

独活汤：治寒客肾与膀胱之经，腰脊痛引股腿。

独活一钱，秦艽五钱，炙没药八分，怀牛膝钱半，五加皮钱半，当归钱半，丹参钱半，巴戟肉钱半，川续断钱半，狗脊三钱，广木香四分，红枣三个，桑枝三钱。

安肾丸：治肾虚脊突，足痿疼痛。

鹿角霜三钱，焦白术钱半，肉桂三分，当归二钱，川续断钱半，独活八分，怀牛膝五钱，大生地三钱，菟丝子五钱，巴戟肉钱半，红枣三个，桑枝三钱。

导痰汤：治湿痰攻注，背俞脊庀作痛，脉小滑者。

制半夏钱半，陈皮一钱，木香四分，当归二钱，独活一钱，五加皮钱半，生白术钱半，怀牛膝钱半，川芎八分，竹茹八分，生姜一片。

首乌鳖甲煎：治龟背虚羸，食少发热者。

生首乌三钱，焦冬术钱半，茯苓二钱，炙鳖甲四分，生姜二片，甘草四分，东洋参钱半，姜半夏钱半，陈皮一钱，红枣三枚。

活血通经汤：治闪挫折伤，腰痛脊庀者。

当归二钱，延胡钱半，生地二钱，丹参二钱，木香四分，独活一钱，桃仁钱半，炙没药一钱，红花五分，怀牛膝五钱，桑枝三钱。

地黄二至丸：治肝肾阴虚生热，背庀足弱，小溲不利者。

大生地二钱，女贞子三钱，泽泻钱半，怀山药二钱，当归钱半，怀牛膝钱半，旱莲草钱半，丹皮一钱，川断钱半，桑枝三钱。

加减左归饮：治真阴不足，不能滋养荣卫，腰酸痛。

大熟地四钱，龟板胶钱半，山萸肉钱半，云茯苓二钱，菟丝子三钱，鹿角胶钱半，怀山药二钱。

加减右归饮：治三阳不足，腰腿冷，足弱。

熟地黄四钱，杞子二钱，肉桂三分，杜仲三钱，当归二钱，菟丝子三钱，萸肉钱半，怀牛膝五钱。

赞化血余丹：此丹大补气血，壮筋养骨，有培元赞育之功。

血余三钱，熟地黄四钱，鹿角胶五钱，桃肉二枚，小茴香八分，杜仲三钱，柑子二钱，老台人参三钱，云茯苓二钱，巴戟肉二钱，苁蓉三钱，菟丝子二钱，生首乌三钱，当归二钱。

三、皮肤疾病

（一）风疹

马培之认为，风疹多由风入阳分而致，治疗当养血清热。

案例

王左，脾胃不和，风入阳明血分，胸中饱闷，偏身风疹，不时举发。当和脾胃，养血清热。茯苓、制半夏、当归、紫苏、陈皮、枳壳、黑荆芥、羌活。

——《孟河马培之医案论精要·风疹》

按语：此案病机属脾胃不和，风入阳明血分，治以和脾胃、养血清热之法。

（二）风注

风注一证，马培之指出，"头额间忽然肿起，软似棉，大如馒头，木不知痛，按之似有痒状"。其病因病机在于风入腠理，卫气不行。治疗方面，马培之多用疏风流气饮内服，外以洪宝丹敷之治疗。马培之强调，不能滥用刀针，因有些医者将风注误认为脓，故用刀针而致"刀口不收，常流滋水"，若如此则用和其营卫，略加疏散之法治疗，则肿自消而疮自敛矣。

附方

疏风流气饮：

青防风一钱，川抚芎、陈皮一钱，炒僵蚕钱半，甘草五分，赤芍一钱，荆芥穗一钱，全当归钱半，白芷八分，菊花钱半，乌药八分，葱白头三个。

洪宝丹：治诸般热证，痈肿金疮。

天花粉三两，姜黄一两，白芷一两，赤芍药一两。研末外敷用。

（三）肥疮

肥疮即黄癣，是由霉菌引起的头癣病。马培之认为，此病多由肠胃蕴积湿热所致，即"湿乘于脾即泄泻，淫于肤腠则发疮痍"。治疗当利湿清热。

案例

风湿热交蒸于上，发际肥疮，蔓延耳项，痒流脂水，大便作薄，溺如米泔，均系肠胃积湿所致。湿乘于脾即泄泻，淫于肤腠则发疮痍。当利湿清热。荆芥、菊花、枳壳、蝉衣、茯苓、泽泻、甘草、黄柏、神曲、丹皮、荷叶。

——《孟河马培之医案论精要·肥疮》

按语：风湿热交蒸于上，肠胃积湿，湿乘于脾，淫于肤腠，治以利湿清热之法。外治宜先剃头，用药洗后涂抹一扫光。

附方

一扫光（《外科传薪集》）：又名消风散。能杀虫、敛疮、解毒、止痒，主治小儿头疮及一切疮疥。破皮者不用。

烟胶1000克，苦参1000克，生明矾250克，川椒250克（炒），升药底250克，硫黄250克，樟冰125克，枯矾250克，红砒30克，蛇床子250克（炒），大风子肉200粒，小麦8合（炒黑），共研为细末，用香油调，或板猪油，生姜、荸荠擦。

（四）肾囊风

肾囊风，又称绣球风。马培之认为，此病多由湿热下注引起，治疗当清热利湿。

案例 1

殷左，囊为肾之外廊，肾与膀胱湿热下注，致发绣球风。痒甚渗水，囊皮顽厚，业已有年，难以聚敛，拟用二妙加味。小生地、苍术、黄柏、猪苓、泽泻、苦参、丹皮、茯苓、粉甘草、苡米仁、萆薢、白鲜皮、地肤子。

洗药方：干荷叶 1 张，蚯蚓粪 15 克，蛇床子 9 克，苦参 15 克。

——《孟河马培之医案论精要·肾囊风》

按语：此案病机属肾与膀胱湿热下注，治以清热祛湿之法。肾囊风，即西医所称阴囊湿疹、皮炎等。

案例 2

载左，始由泻痢，经久湿热外发，囊胞肿胀碎痒，脂水淋沥，当宜分利为是。茅术、萆薢、泽泻、姜皮、青皮、连皮苓、川柏、猪苓、米仁、赤小豆、滑石、小朴。

——《孟河马培之医案论精要·肾囊风》

按语：此案病机属湿热外发，治以清热利湿之法。

附方

治肾囊风方（《外科传薪集》）：功能祛风除湿消痒，主治肾囊风。

威灵仙 15 克，蛇床子 15 克，当归尾 15 克，缩砂壳 9 克，土大黄 15 克，苦参 15 克，老葱头 7 个。用水五碗，煎数滚，倾入盆内，先熏，候温浸洗。

治肾囊风敷药方（《外科传薪集》）：功能消肿、生肌肉、祛腐收湿，主治肾囊风。

炙乳没、海螵蛸、赤石脂各等分，研末，和黄蜡化开，作饼，敷患处，扎好。

（五）湿疹

《马培之医案》中记载的湿疹治法不多，但在《外科传薪集》中记载了很多治疗湿疹的验方。马培之认为，湿疹多因湿热为患，治疗上当养阴利湿为主。

案例 1

沈左，阴亏气弱，脾经积湿不清，淫于四末，四肢湿疹作痒，小溲勤短。拟益气养阴，以化湿热。何首乌、肥玉竹、茯苓、泽泻、全当归、北沙参、丹皮、料豆皮、苍术、甘草、地肤子、大红枣。

——《孟河马培之医案论精要·湿疹》

按语： 此案病机属阴亏气弱，脾经积湿不清，淫于四末，治以益气养阴、化湿清热之法。

案例 2

彭右，脾湿化热，淫于肤腠，两胯湿癣，延及二阴，流窜经络，经筋抽痛；继之胫骨肿胀，神关出水，痒起粟颗。此乃湿热为患，非比毒邪，而投攻伐，致伤阴气。脉弦细而数，治宜养阴利湿泄热。

——《孟河马培之医案论精要·湿疹》

按语： 此案病机属脾湿化热，淫于肤腠，延及二阴，流窜经络，治以养阴利湿泄热之法。

附方

乌金散（《外科传薪集》）：功能收敛燥湿、退肿止痒，主治头耳眉癣，燕窝疮。

皂荚炭 30 克，枯白矾 3 克，共为细末，用香油调服。

小儿头疮方（《外科传薪集》）：功能清热解毒、燥湿止痒，主治小儿胎毒及头痒等。

川黄柏 15 克，乌金散 15 克，人中白 9 克，共为细末，用菜油调搽。

蛇床子散（《外科传薪集》）：主治湿毒脓滚疥疮。

蛇床子 1000 克，川黄柏 1000 克，生石膏 2000 克，共为细末。湿毒疮用小青油调，脓滚疥疮用麻油调搽。

（六）脓疱疮

脓疱疮，又称天疱疮，因脓疱破后渗流黄水，故又称黄水疮。马培之在病案中还称其脓窠疮。马培之认为，该病多由肺经有热，脾经有湿而致。这类病发于夏秋之间，小儿发病居多，也是由于暑湿之邪侵入肺经郁于皮肤所致。治疗上本病以清营利湿为主。

案例 1

张孩，脾有积湿，湿化为热，淫于四末，脓疱破烂，甚于夏令。当清营利湿，四妙丸加味。细生地、黄柏、苍术、泽泻、猪茯苓、丹皮、甘草、赤芍、川牛膝、苡米仁、地肤子、桑枝。

——《孟河马培之医案论精要·脓疱疮》

按语：此案病机属脾有积湿，湿化为热，淫于四末，治以清营利湿之法。

案例 2

马孩，痧后湿热不清，两足脓窠，连及上身，拟清营利湿。荆芥 3 克，泽泻 4.5 克，酒芩 4.5 克，丹皮 4.5 克，细生地 9 克，黄柏 4.5 克，甘草 1.2 克，连翘 4.5 克，赤芍 4.5 克，枳壳 4.5 克，茯苓 9 克，地肤子 9 克。

——《孟河马培之医案论精要·脓疱疮》

按语：此案病机属湿热不清，治以清营利湿之法。

附方

天疮散（《外科传薪集》）：治疗天疱疮。

滑石 30 克，粉甘草 15 克，枯矾 9 克，绿豆粉 15 克，共为细末，掺患处。

（七）痤痱

马培之认为，痤痱的病机在于气血亏虚，湿热之邪侵入肌肤腠理。治疗多用清营利湿，养阴解毒之法。

案例 1

陈左，阴亏肝旺之质，夹有湿热，形于肤腠，遍身痤痱作痒，拟清营利湿。细生地、丹皮、赤芍、泽泻、川牛膝、黄柏、滑石、赤苓、蝉衣、连翘、地肤子。

——《孟河马培之医案论精要·痤疮》

按语： 此案患者为阴亏肝旺之体质。刻下病机属湿热泛溢肌腠，治以清营利湿之法。

案例 2

钱左，气血久亏，暑湿热交蒸吸收其气，偏身痤痱燥热，并发疖毒，大者成脓，小者掀痛，拟养阴解毒。南沙参、丹皮、黑荆芥、银花、甘草、赤芍、石斛、茯苓、菊花、薄荷、当归、绿豆。

——《孟河马培之医案论精要·痤疮》

按语： 此案患者气血久亏，刻下病机属暑湿热交蒸吸收其气，治以养阴清热解毒之法。

（八）迎香疮

迎香疮，顾名思义，是位于鼻翼外缘中点迎香穴处所发的疮。马培之认为，迎香疮的病因不外乎湿毒蕴结肺胃，治疗多用养阴清胃之法。

案例 1

汪左，风淫湿毒蕴于肺胃，迎香发疮，发际胸背斑点，缠绵数月，当以清透。荆芥、防风、丹皮、大贝、蝉衣、银花、元参、黄柏、僵蚕、甘草、连翘、赤茯苓。

——《孟河马培之医案论精要·迎香疮》

按语：此案病机属风淫湿毒蕴于肺胃，治以清透之法。

案例2

吉翁，营阴不足，阳明湿热熏蒸于上，头目不清，迎香发疮，拟养阴清胃。南沙参、石斛、丹皮、象贝母、麦冬、甘菊、蛤粉、茯苓、生地、石决明、甘草、夏枯草、枇杷叶。

——《孟河马培之医案论精要·迎香疮》

按语：此案病机属营阴不足，阳明湿热熏蒸于上，治以养阴清胃之法。

（九）胎毒

胎毒，即新生儿丹毒。究其病因，马培之曰："胎毒之疾，缘母腹中吸受热湿之气。"本病表现为出胎后即发口鼻、鼻腭红碎等症，治疗上则以清热化毒为主。

案例1

张左，胎毒之疾，缘母腹中吸收热湿之气。出胎后即发口鼻，鼻腭红碎，将愈又萌，内蕴未清，必尽行于外，方能脱体。可喜者身无内热，哺乳如常，可保无虞，姑拟清透。细生地、黄柏、银花、蝉衣、人中黄、天花粉、木通、松花粉、牡丹皮、连翘、元参、淡竹叶、灯草。

二诊：胎毒红斑渐淡，破碎之处亦渐结痂，上腭犹破，音腻不清，肠胃之余蕴未尽，还宜清解。蝉衣、桔梗、元参、丹皮、黄柏、松花粉、川贝、人中黄、银花、木通、连翘、淡竹叶、灯草、绿豆皮。

接服方：去木通、川贝、桔梗，加知母、细生地、酒黄芩。

——《孟河马培之医案论精要·胎毒》

按语：此案属胎毒之疾，缘于母腹中吸受热湿之气，治以清透之法。

案例2

庞左，胎毒，下体红斑，内热腹板。夜啼必有胃热，幸哺乳如常，拟清热化毒，不至溃烂为要。通草、枳壳、赤芍、丹皮、连翘、人中黄、川贝、酒芩、茯苓、淡竹叶、麦芽、灯草。

——《孟河马培之医案论精要·胎毒》

按语： 此案属胎毒之疾，胃中有热，治以清热化毒为主，并用相应的外治法。

（十）血痣

马培之治疗血痣多用养阴清肝、滋阴泻火之法，实因血痣多由阴虚火旺所致。

案例 1

过左，额颅血痣翻花，上及囟门，下至眼胞，肉翻峥嵘，振动出血，脉数细左弦，阴伤心肝火旺，宜犀角地黄汤治之。犀角、鲜生地、连翘、赤芍、元参、粉甘草、象贝母、粉丹皮、知母、侧柏叶、藕节。

——《孟河马培之医案论精要·血痣》

按语： 此案病机属阴伤心肝火旺，治以清热凉血解毒之法。

案例 2

丹阳钱左，血痣破如杯大，四围肉翻，幸未出血，拟清肝养营。生地、丹皮、白芍、牡蛎、大贝母、藕节、丹参、归身、蛤粉、川石斛、元参。

贴玉红膏。

——《孟河马培之医案论精要·血痣》

按语： 此案病机属阴虚火旺，治以清肝养营之法。

（十一）麻风

麻风一证，马培之在书中有大篇幅的描述。首先提到麻风的由来，言"麻风，古称疠风。疠者，荣气热腑，气不清，故使鼻柱坏而色败，皮肤溃疡，其风寒客于脉而不去，名曰疠风"。麻风的症状，马培之也进行了详细的描述："初起肌肤一点麻木，不知痛痒，毛窍闭塞，汗孔不透；渐次延及遍身，斑如云片，微微扛起，或白或红。"本病的病因病机主要是气血凝滞所致，有发于肌表者，肺胃受病居多。皆因肺司皮毛，胃生肌肉，肺虚则腠理不密，胃气薄则肌肉疏豁，易于触受；或暴露阴湿晦雾，或坐卧湿地，气血滞而不行。治法则始时均宜汗解，开通腠理，用万灵丹汗之。风胜者消风散、蒺藜丸，湿胜者苦参丸、渗湿汤，毒甚者双解散、通圣散、羚羊角散、解毒汤俱可选用。马培之还强调，病者切勿因病程初起而疏忽且耽误治疗，并且病程中要注意忌辛辣炙煿酒醋等物，避风雨，戒房帏。

案例 1

徐左，肺司皮毛，胃司肌肉，肾水素亏，皮毛腠理不密，风湿热三气淫于肤腠，内火又旺，血不荣润，发为麻风。四肢麻木，肌肤粗糙，缠绵浮肿，眉发枯落，两目昏红，肺胃受病居多。拟养血凉血，以祛三气。当归身、黑荆芥、白蒺藜、大胡麻、羚羊片、牡丹皮、南沙参、苡仁、元参、甘菊花、苦参、浮萍、马齿苋。洗药方：荆芥、防风、鲜百部、苍耳草、苦参，煎水洗。

二诊：麻风颧面浮红稍退，两足肌肤粗糙脱皮，阳明热湿蒸淫，阴虚血热，无以荣润。仍以清肺胃，以化湿热。南沙参、当归、黑荆芥、牡丹皮、连翘、酒黄芩、肥知母、黄柏、大胡麻、甘菊花、苦参、甘草、元参、羚羊片、浮萍、马齿苋。

三诊：麻风颧面浮肿较清，色红未退，营中之热未清，治拟凉血清热。细生地、酒黄芩、香白薇、肥知母、寒水石、黑荆芥、犀角、赤芍、粉甘草、净连翘、黄柏、天花粉、地骨皮、南沙参、元参、地肤子、竹茹。

——《孟河马培之医案论精要·麻风》

按语：此案病机属肾水素亏，皮毛腠理不密，风湿热三气淫于肤腠，内火又旺。初诊，治以养血凉血以祛三气。二诊，仍清肺胃以化湿热。三诊，针对营中之热未清，治以凉血清热之法。

案例 2

赵左，风湿热入脾经血分，遍体成癞，燥痒肤黑，须发俱落，拟凉血祛风湿。细生地、大胡麻、元参、蝉衣、荆芥、丹皮、黄柏、菊花、酒黄芩、茯苓、川连、地肤子。洗方：苦参、黄柏、荆芥、菊花、百部、白芷、地肤子、浮萍、马齿苋。

——《孟河马培之医案论精要·麻风》

按语：此案病机属风湿热入脾经血分，治以凉血祛风湿之法。

案例 3

侍左，癞风有年，肤如鳞甲，内热脉数，营中有热，阳明有湿，拟养营兼清湿热。生地、浮萍草、胡麻、丹皮、荆芥、当归、黄柏、甘草、石斛、地肤子。洗方：荆芥、百部、青蚕豆叶、紫苏、浮萍草。

——《孟河马培之医案论精要·麻风》

按语：此案病机属营中有热，阳明有湿，治以养营兼清湿热之法。

案例 4

沈左，阳明热毒攻面，发斑红肿，汗出不透，已成麻风，用防风通圣散。荆芥、滑石、生军、连翘、黄柏、羚羊片、防风、赤芍、归须、淡芩、粉甘草、竹叶、丹皮。

——《孟河马培之医案论精要·麻风》

按语：此案病机属阳明热毒上攻于面部，治以解表通里、疏风退热之法。

附方

万灵丹：治痈疽诸发等疮，初起憎寒壮热，浑身拘急疼痛，并治疬风，麻木不仁。

茅术二两，何首乌二两，羌活二两，荆芥二两，明雄黄六钱，甘草一两，川石斛一两，川乌二两（姜汁炒，去皮尖），全蝎一两（炙），防风一两，细辛一两，全当归一两，朱砂六钱，麻黄一两，明天麻一两。

上药细末，炼蜜为丸，朱砂为衣，每服一钱，用葱头两枚，豆豉三钱，煎汤下，服后进以稀粥，助令汗出。避风寒，忌生冷，戒房事，孕妇忌之。此方屡试屡验，故有万灵之名。

防风通圣散：此足太阳阳明药也。外为六淫所伤，气血怫郁，表里丹斑、瘾疹、疬风肿块红热服之。

防风二两，荆芥二两，连翘二两，麻黄二两，薄荷二两，川芎二两，归须二两，赤芍二两，白术二两，山栀二两，大黄二两，芒硝二两，黄芩四两，石膏四两，桔梗四两，滑石八两。

上药为末，蜜水泛丸，服三钱，开水下。

双解散：治阳明吸受毒疬，观面四肢肿起块，唇翻目红，多泪，用此发表攻里，大便实者宜之。

大黄三钱，金银花三钱，元参二钱，防风一钱，荆芥一钱，甘草一钱，连翘二钱，熟石膏四钱，花粉二钱，甘菊花三钱，黄芩钱半，赤芍钱半，淡竹叶三十片。

上药水煎服。

羚羊角散：治肺胃吸受毒疬，斑红作肿，目赤泪多，四肢筋脉作痛，体虚者宜之。

羚羊片钱半，元参二钱，知母钱半，川黄柏一钱，连翘钱半，马齿苋三钱，赤芍一钱，甘草五分，杭菊钱半，蝉衣八分，白蒺藜三钱，荆芥一钱，浮萍三钱。

水煎服。

育阴化疬汤：治阴虚湿热，毒疬蒸于阳明，斑红肿，脉虚数，不胜攻表者。

南沙参三钱，当归钱半，甘草五分，大胡麻三钱，赤芍一钱，甘菊钱半，白蒺藜三钱，米仁四钱，荆芥一钱，浮萍钱半，川石斛三钱，马齿苋三钱。

水煎服。

苦参丸：治麻风发于腿足，云斑麻木，或红或白。

苦参二钱，川牛膝四两，苍术四两，荆芥六两，当归四两，甘草二两，浮萍四两，草枫子肉二两（丸糊），每服三钱。

渗湿汤：治麻风下部发斑，或踝跗肿胀，指掌起泡，漏蹄等症。

苍术钱半，当归二钱，川牛膝钱半，苡仁四钱，草薢二钱，甘草八分，黄柏钱半，泽泻钱半，五加皮钱半，苦参钱半，大胡麻三钱。

利湿通经汤：治四肢麻木，指节拘挛。

威灵仙一钱，桑枝三钱，当归二钱，秦艽五钱，蚕沙三钱，豨莶草钱半，甘草节八分，苦参一钱，苍术一钱，苡仁三钱，大胡麻一钱，五加皮钱半，川牛膝钱半，川续断钱半。

养血祛风汤：治麻风块斑退，汗孔未透，服之和荣顺气，以达肌表。

川芎八分，乌药八分，秦艽钱半，甘草八分，大胡麻三钱，当归二钱，丹参钱半，云苓二钱，川断钱半，草薢钱半，苍耳子钱半，白蒺藜三钱，白术一钱，桑枝三钱。

解毒汤：治麻风面肿，腥而出水，掌穿臭秽，足腐肿胀者。

黄柏一钱，丹参二钱，云茯苓二钱，川草二钱，川牛膝钱半，泽泻钱半，花粉二钱，赤芍钱半，小生地四钱，粉甘草一钱，大木通一钱，马齿苋三钱，桑枝四钱。

消风散：治疬风，身面白斑，麻木，汗孔不开，起于面者，乃肺经受病。

荆芥一钱，当归五钱，防风一钱，苦参一钱，白芷八分，川芎五分，甘菊钱半，蒺藜三钱，浮萍一钱，大胡麻三钱，蔓荆子五钱。

蒺藜丸：治疬风，身面白斑，或微红扛起，肺胃受毒。

白蒺藜一两，苡米四两，防风四两，干浮萍四两，苍术四两，川牛膝四两，黄芩四两，大胡麻一两，荆芥四两，当归四两，苦参一两，赤芍四两，甘菊四两，枫子肉二两（炒黑）。上药研末，水泛为丸，每服三钱，毛尖茶送下。

四、五官疾病

（一）青光眼

马培之认为，肝开窍于目，五脏六腑之精气皆上注于目而为之精。"肾之精为瞳子，肝之精为黑眼"。青光眼，多由肝肾阴虚，风火升扰所致。所谓"作劳用心，虚火上炎，热郁于目，膏泽被耗，肝肾之精，不能上升，以致两目昏蒙，日暮不见"。治疗青光眼，马培之多用养阴清肝、清心降火之法，而用药又讲究标本兼顾，丝丝入扣。

案例1

安徽程左，肺胃邪热郁遏，阳明湿痰藉之凝滞，左目障翳遮睛，业已失明；右目风轮亦起障膜，瞳仁已掩其半，白眦赤脉，畏日羞明，虑有失明之患。急为退翳保光，并兼清肝肺之邪热。羚羊角、白蒺藜、蝉衣、川贝、丹皮、荸荠、牛蒡子、木贼、蛤粉、石决明、石斛、青葙子、法半夏。

二诊：白眦赤脉皆淡，障膜亦见消薄，再拟前法。原方去石蟹，加乌药。

——《孟河马培之医案论精要·眼病》

按语：此案病机属肺胃邪热郁遏，阳明湿痰藉之凝滞，急为退翳保光，兼清肝肺之邪热。

案例2

姚左。目为肝窍，窍之精为瞳子。肝邪郁遏，肾水受亏，两目昏蒙，瞳神隐现青光，左甚于右，势成青风内障。其甚于秋令者，乃少阳司令之时，燥则伤阴，而肝阳愈炽，职此故也。法拟养阴清肝，兼化郁热。北沙参、牡丹皮、车前子、乌贼骨、石决明、谷精草、川贝母、白蒺藜、青葙子、乌芝麻、黑元参、霜桑叶。发时服：羚羊角粉、石决明、山栀子、细生地、木通、粉甘草。

——《孟河马培之医案论精要·眼病》

按语：此案病机属肝邪郁遏，肾水受亏，秋令燥则伤阴，肝阳愈炽，治以养阴清肝兼化郁热之法。

案例3

孙左，肝开窍于目，五脏六腑之精气皆上注于目而为之精。肾之精为瞳子，肝之精为黑眼。作劳用心，虚火上炎，热郁于目，膏泽被耗，肝肾之精不能上升，以致两目昏蒙，日暮不见，年复一年，且畏阳光灯火，视如盏大，瞳神缩小，隐现青光，如青山笼淡烟，恐障蒙日进，成为内昏。脉象细沉带数，细为阴亏，数为营液之耗。拙拟培肝肾之阴，兼清心降火，未知当否？北沙参、生地、白芍、麦冬、谷精草、女贞子、当归、怀山药、黛蛤散、牡蛎、青葙子、乌芝麻、菟丝子。

——《孟河马培之医案论精要·眼病》

按语：此案病机属作劳用心，肝肾阴虚，虚火上炎，热郁于目，膏泽被耗，肝肾之精不能上升，治以培肝肾之阴兼清心降火之法。

附方

白眼药（《外科传薪集》）：功能清热解毒，明目退翳。主治目赤肿痛及障翳等症。

净硼砂30克，麝香1.5克，梅片1.5克，荸荠粉9克。各研极细末和匀，密闭贮存。用玻璃眼棒蘸药点眼。

（二）眼胞流痰

眼胞属脾，马培之认为，眼胞流痰的病机主要是湿痰滞于膜内。治疗上多用理脾化痰，消肿散结之法。

案例1

何左，眼胞痰瘤数年，日渐肿大，下垂，将来定须外溃，宜和荣化痰泄浊。川芎、当归、南星、桃仁、清半夏、僵蚕、茯苓、陈皮、海藻、大贝、玄参、姜。

二诊：痰瘤渐松，前方加白芥子、毛慈姑、荸芥。

——《马培之外科医案·眼胞流痰》

按语：此案病机属湿痰凝滞于胞睑，治以和荣化痰泄浊之法。

案例2

赵左，眼胞属脾，湿痰乘之，结核如豆，虑其长大，拟理脾化痰。全当归、橘红、法半夏、茯苓、炒牛蒡子、净连翘、大贝母、僵蚕、枳壳、竹茹。

另：生南星、樱桃核磨醋敷之。

——《孟河马培之医案论精要·眼病》

按语：此案病机为湿痰内蕴，治以理脾化痰之法。

（三）耳疔

耳疔，因其色黑，又名黑疔，生于耳窍暗藏之处，色黑根深，痛如锥刺，上引脑中，破流血水。马培之认为，此病多因肾经火毒所发，治法以泻火解毒为主。

案例

邵左，肝火上升，耳疔溃后，胬肉突出，耳根肿胀，治宜清解。羚羊粉1.5克，菊花3克，丹皮6克，夏枯草3克，连翘6克，元参6克，酒芩6克，大贝6克，赤芍6克，淡竹叶20张。

——《孟河马培之医案论精要·耳疔》

按语：此案病机属肾经火毒所发，治以泻火解毒之法。

（四）耳痔

马培之治疗耳痔，多用清肝渗湿之法。

案例1

陶左，肝火湿热上乘清窍，耳鼻生痔，头目不清，拟清肝渗湿。大麦冬、丹皮、黄柏、黑山栀、石决明、泽泻、粉甘草、京元参、桑白皮、菊花、枇杷叶、贝母。鼻内上二消散加冰片，耳内点巴灰散。

——《孟河马培之医案论精要·耳痔》

按语：此案病机属肝火湿热上乘清窍，治以清肝渗湿之法。

案例2

陈左，脾有积湿，湿火上升，右耳中生痔，头半作痛不休，业经日久，正气已虚，腹中胀痛，便泄不爽，舌苔黄腻，非但疡症日甚，而有痢疾渐成，急为理气分消。枳壳、楂炭、车前子、滑石、杏仁、赤苓、乌药、泽泻、大腹皮、川朴、荷叶、姜。

二诊：腹痛泄泻已好，肝火湿热未清，耳痔常痛，牵掣头面，当清肝利湿。山栀、丹皮、夏枯草、泽泻、连翘、枳壳、川朴、甘菊、元参、羚羊片、甘草、赤苓、竹茹。

——《孟河马培之医案论精要·耳痔》

按语：此案病机属脾有积湿，湿火上升。初诊，治以理气分消之法。二诊，针对肝火湿热未清之病机，治以清肝利湿之法。

附方

青黛散（《外科传薪集》）：治耳肿痛初起。

青黛、薄荷、木鳖子（煅去皮）、冰片等分。研为细末，吹耳。

（五）耳疳

马培之在其医案中，把耳漏称为耳疳，治疗多以养心肾、化湿热为主。

案例

徐左，数年滋水不断，业已失聪，肾气已亏，内膜亦损，拟养心肾、佐化湿热。石菖蒲、山萸肉、北沙参、奎白芍、泽泻、陈皮、生地、当归身、怀山药、左牡蛎、冬白术、抱茯神。

——《孟河马培之医案论精要·耳痔》

按语： 此案病机属肾气亏损，内有湿热，治以养心肾佐化湿热之法。

附方

翠云散（《外科传薪集》）：治小儿耳中漏脓。

熟石膏15克，牛黄3克，铜绿3克。研为细末。用葱管一根（约一寸半长），一头置于菜油中，然后再蘸此药置耳中，每日换两次。

吹耳散（《外科传薪集》）：治疗耳疳脓水不止。

水龙骨3克（煅），海螵蛸3克，飞青黛3克，枯矾1克，五倍子3克（炒黄），黄鱼齿1.5克（煅），细薄荷1.5克，梅片1克，川雅连1克，蚛竹屑1克，石榴花瓣3克（炙脆）。研为细末，吹耳。

治耳出臭脓方（《外科传薪集》）：功能敛疮燥湿止痒，治疗耳内出臭脓。

龙骨（煅）、五倍子（炒）、乳香（去油）、枯矾、血余炭各等分。共研细末，卷尽脓水后，将药末吹掺患处。

另方：胭脂、蚛竹屑、石榴花瓣（炙）、冰片。共研细末，吹掺患处。治疗耳中脓水不干者。

（六）鼻渊

鼻渊乃鼻流浊涕，经年累月不止，犹如水泉得名。马培之认为，鼻渊多由阳明湿热熏蒸于上，肝胆湿热，胆移热于脑而致。在治疗上，马培之多用清肝泄热之法。

案例1

龚左，鼻窍不通，并多浊涕，由风热烁脑而液下渗也。证属鼻渊，法当辛散。苍耳子3克，薄荷3克，白芷2.4克，蔓荆子3克，辛夷蕾2克（去毛），牛蒡子6克（炒研），连翘4.5克，苦丁茶3克，荷叶1角。

——《孟河马培之医案论精要·鼻渊》

按语：此案病机属风热烁脑而液下渗，治以辛散清热之法。

案例2

证属鼻渊，业经数载，此系胆热移脑，脑热由清窍以泄越也，治以滋清。青蒿4.5克，桑叶4.5克，黑山栀4.5克，石决明12克，鳖甲12克，丹皮4.5克，生甘草1.2克，苦丁茶3克，夏枯花3克。

——《孟河马培之医案论精要·鼻渊》

按语：此案病机属胆热移脑，脑热由清窍泄越，治以清热之法。

案例3

冯左，阳明湿热熏蒸，肝阳又复上僭，头额昏痛，上午为甚，痰涕觉腥，势成鼻渊，急为清肝泄热。白蒺藜、杭菊花、杏仁、柏子仁、石决明、粉甘草、荆芥、蔓荆子、丝瓜络、荷叶。

——《孟河马培之医案论精要·鼻渊》

按语：此案病机属阳明湿热熏蒸，肝阳上亢又复上僭，急为清肝泄热。

（七）鼻疮

马培之认为，鼻疮是由于乳食不当，上焦积热，壅滞肺经而起。治宜以清热泻火解毒为大法。

案例

太兴张左，鼻内生疮，初起痒甚，继则疼痛，言语糊涂，声音闭塞。鼻乃肺之窍，此系肺经壅热，上攻鼻窍。拟清热解毒泻火主之。羚羊角、寒水石、胡黄连、夏枯草、牡丹皮、麦冬、元参、酒黄芩、天花粉、大贝母、甘草、引淡竹叶。末药方：寒水石、蛤粉、牛黄、石膏、青黛、煅甘石、冰片。共研细末，掺患处。

——《孟河马培之医案论精要·鼻疳》

按语： 此案病机属肺经壅热上攻鼻窍，治以清热解毒泻火之法。

（八）鼻衄

鼻中出血谓之鼻衄。马培之在治疗鼻衄时，注重分型辨证论治。若肺经燥热者，治疗多用养阴清肺之法；风热犯肺者，治宜散风清热，多用桑菊饮加丹皮、茅根；胃火上逆者，治宜清泻胃热，玉女煎加减；肝火犯肺者，治宜清泻肝火；阴虚火炎者，治宜滋阴降火，多用六味地黄、知柏地黄加减。

案例 1

赵左，头眩咳嗽，鼻血如注，胸胁作痛，证势凶险。此乃肝火犯肺，治当清泻肝火。羚羊片、黑荆芥、牡丹皮、茜草根、牡蛎、怀牛膝、杏仁、象贝母、沙参、阿胶、引藕节。

——《孟河马培之医案论精要·鼻衄》

按语： 此案病机属肝火犯肺，治以清泻肝火之法。

案例 2

李右，鼻衄咳呛，不时头晕，肝肺郁热，法当清解。桑叶 4.5 克，丹皮 4.5 克，杞根皮 6 克，杏仁 9 克，沙参 6 克，麦冬 6 克，煅决明 12 克，知母 4.5 克，橘红 3 克。

——《孟河马培之医案论精要·鼻衄》

按语： 此案病机属肝肺郁热，治以清解之法。

案例 3

邓左，鼻衄大发，六脉弦数，由阴亏阳亢所致。生地 12 克，丹皮 4.5 克，玄参 4.5 克，炙龟板 12 克，茯神 6 克，知母 4.5 克，川柏 3 克，女贞子 3 克，牛膝炭 6 克，侧柏炭 9 克。

——《孟河马培之医案论精要·鼻衄》

按语：此案病机属阴亏阳亢，治以滋阴降火之法。

（九）喉风

喉风分急喉风和慢喉风。马培之云："缘积热在中，风痰鼓动，骤然上涌，才觉胸膈不利，旋即紧痛，咽塞项肿，汤饮难入，势极险暴。"马培之治疗喉风，首先要分清虚实。其云："大法，起势速者为急喉风，属实；起势缓者为慢喉风，兼虚。虚实各殊，治法亦宜分别。"急喉风通常先用开关散吹鼻取嚏，"嚏则肺气宣而壅可开也"；用探吐风痰法，消除患者的呼吸困难。即"兼用桐油或土牛膝根探吐稠痰，吹以秘药汤药能入，即可议治"。对于慢喉风的治疗，其言"杨梅结毒，喉烂项肿，治以内服再造丹，外吹秘药"。

案例

某，风热痰涌，不能食，几经气闭。用土牛膝根捣汁一杯，加陈醋少许（约一调羹），即用以漱喉，吐去，痰即涌出。俟痰出后，再用汁漱喉。吹以秘药，另服下药：牛蒡子、蝉衣、桔梗、连翘、杏仁、赤茯苓、桑叶、薄荷、丹皮、大贝母、天花粉、茅根。

——《马培之外科医案·喉风》

按语：此案病机属风热痰涌，治以清热祛痰之法。

附方

冰梅丸（《外科传薪集》）：治疗咽喉风痰紧闭，不能言语，红肿疼痛，用之立效。

大青梅丸20个，大梅片3克，川雅连3克，西瓜霜6克，硼砂4.5克，青黛3克（水飞），薄荷4.5克，苦甘草3克，荆芥穗6克，象贝母12克（去心），制僵蚕12克，淡黄芩4.5克（盐水炒），上雄精9克，制半夏9克。上十三味各研细末，将大青梅去核，纳以明矾，方瓦上煅至矾枯，去矾，将梅肉捣烂，和上药末为丸，如龙眼核大，以瓷瓶收贮。临症用一丸，放舌上化下为度。

吹喉散（《外科传薪集》）：治缠喉风、乳蛾、喉痹、重舌等。

僵蚕、青黛、薄荷、朴硝、白矾、火硝、黄连、硼砂各15克。共为细末，以猪胆7个袋之，埋于土下，久之取出，捣烂，干为末，吹患处。

（十）喉蛾

《医略存真》有如下描述："生喉之两旁，一边曰单蛾，两边并起曰双蛾。"其临证特点，正如马培之所云："红而肿突作痛，或起白腐斑点，不溃不脓。"就病因病机而言，马培之指出，咽喉为肺胃之通道，一旦肺胃之火循经上升，风热之邪外乘，风火邪毒相搏，夹痰瘀凝滞，互结于咽部，而发为本病。《医略存真·喉蛾》云："少阴肾亏，肺肝痰热互结，伏火易平，而结痰难化。"

马培之认为，治疗喉蛾初起，即风热所致的急性喉蛾，宜疏泄，用疏风清热利咽法，常用银翘散等；治疗慢性喉蛾，用养阴兼散结化痰法。此外，还可结合刺法和烙法，"初起刺血即平。日久不消，可用烙法，间两三日烙一次，不过三次可除，否则结硬难消，且易举发"。

案例1

某，喉蛾初起，肿痛发赤。荆芥、生地、薄荷、桔梗、牛蒡子、甘草、连翘、丹皮、灯心。又方：桑叶、菊花、连翘、薄荷、甘草、玄参、赤芍、丹皮、茯苓、泽泻。

　　　　　　　　　　　　　　　　　　　——《马培之外科医案·喉蛾》

按语：此案病机属风火邪毒相搏，治以疏风清热利咽之法。喉核即西医所称之扁桃体。喉核发炎，症见红肿，形如乳头，或如蚕蛾，故又称喉蛾、乳蛾、蚕蛾。上案为喉蛾初起，治宜疏散之法。

案例2

某，喉蛾已久，肿痛发赤不退。桑叶、杏仁、天花粉、天冬、麦冬、大贝母、薄荷叶、炙前胡、马兜铃、北沙参。

——《马培之外科医案·喉蛾》

按语：此案喉蛾已久，刻下病机属阴虚痰热互结，治以养阴散结化痰之法。

案例 3

某，喉蛾日久，误用刀砭，庸医出矣。荆芥、薄荷、麦冬、郁金、菊花、小生地、大刀子（炒）、僵蚕（炒）、桔梗、明矾、粉甘草。

——《孟河马培之医案论精要·喉蛾》

按语：此案喉蛾已久，刻下病机属痰热互结，治以清热化痰散结之法。

（十一）喉痹

马培之指出，喉痹"痛而咽门微肿，或淡或红，或起粟粒，或生白点，或有痰或无痰，咽门或紧或宽，饮食难咽，最易缠绵"。究其病因病机，马培之认为，喉痹多由"忧思忿怒，君相之火上犯于咽，痰涎藉以上升，凝结成痹"所致，痰盛则肿，热甚则痛，以致或起白点，或生烂斑，治当清心利咽为主。对于阴虚喉痹，则强调以养阴为主，有兼清肃肺胃者，有兼清火化痰者。

案例 1

某右，咽痛三日，喉痒作呛痰多，饮食难进。诊其脉，沉迟且细，咽喉色白，咽门两条红筋。体虚寒克肺系，用温开之法。前胡、半夏、橘红、枳壳、杏仁、苏子、牛蒡、姜皮、桔梗、枇杷叶。一剂，痛减一半，色亦转红。原方两剂而愈。

——《马培之外科医案·喉痹》

按语：此案病机属体虚寒克肺系，治以温开之法。

案例 2

某右，始则喉际作痛，继生白点，咽关肿胀。数年来或轻或剧，兼作咳呛，喉际作梗。迩来夜热烦躁不寐，寝则汗出，经事后期，脉象虚数，左关弦而右关滑，君相不静，阳明积痰不清，神不安舍，舍空则痰火居之。拟养阴清肃肺胃，以安君相。北沙参、龙齿、枇杷叶、枳壳、竹茹、麦冬、瓜蒌皮、合欢皮、蛤粉、象贝母、丹皮、茯神。

二诊：当归、柏子仁、龙齿、怀山药、浮小麦、佩兰、麦冬、西洋参、生熟甘草、生地、紫石英、枣仁、红枣。

三诊：服前方诸恙较好，唯盗汗尚未全收，夜寐乃未安静。原方去紫石英，加玄精石、茯神。又膏方：加牡蛎、阿胶、女贞子、白芍。

——《马培之外科医案·喉痹》

按语：此案病机属君相不静，阳明积痰不清，痰火扰及心神。治以养阴清肃肺胃之法，以安君相。

案例 3

袁右，脉弦细涩，血虚气滞，居经不调，内热腹痛，胸脘不舒，喉痹肿痛，甚则破烂。当育阴清火化痰。沙参、丹参、丹皮、台乌药、泽兰、生地炭、香附、枳壳、黑料豆、小胡麻。

——《马培之外科医案·喉痹》

按语：此案病机属血虚气滞，治以育阴清火化痰之法。

案例 4

葛右，肾阴不足，心肝气火上浮，内热喉痹，咽起白腐烂斑，胸闷头眩，证势不轻。养阴清气化痰。沙参、鲜石斛、元参、丹皮、合欢皮、贝母、天花粉、细生地、马勃、梨皮、淡竹叶、大麦冬、瓜蒌皮。

——《马培之外科医案·喉痹》

按语：此案病机属肾阴不足，心肝气火上浮，治以养阴清气化痰之法。

案例 5

杨右，气郁喉痹，数年不已，常常作梗，宣降肺气为主。蒺藜、制半夏、茯苓、香附、白蔻、橘皮、公丁香、枳实、柿蒂、佛手、沉香。

——《孟河马培之医案论精要·喉痹》

按语：此案喉痹属气郁所致，故治以宣降肺气之法。

案例 6

瞿右。厥阴绕咽，少阴循喉。少阴肾亏，肝阳上亢，肺胃受其焰蒸，喉痹咽痒作痛，甚则破碎，迄今数年，居经不调。当养阴、清肝肺。南沙参、瓜蒌皮、石斛、麦冬、象贝母、枇杷叶、蛤粉、丹皮、粉甘草、杏仁、茯苓、青果。

又接服方：中生地、当归、北沙参、怀山药、女贞子、茯苓、阿胶、续断、小胡麻、丹参、红枣、白芍。

——《孟河马培之医案论精要·喉痹》

按语：此案病机属少阴肾亏，肝阳上亢，肺胃受其焰蒸，阴虚肺热，治以养阴清肝肺之法。

附方

圣金散（《外科传薪集》）：治疗咽喉红肿痛微碎，痰涎喉痹等症。

淡秋石 9 克，淡黄芩 4.5 克，川雅连 1.5 克，净乳香 3 克，真西黄 0.3 克，灯心炭 0.15 克，薄荷头 1 克，大梅片 1 克。共为细末，吹患处。

（十二）烂喉痧

马培之的书中，描述烂喉痧乃"曩时罕见，近今盛行，每岁火太过之年，温热流行，金受火灼，发热咳嗽咽痛，即起白腐烂斑，面红目赤，甚至咽门发黑，即不可救。比户传染，京师为盛，俗谓闹嗓子"。烂喉痧，即今时所说猩红热。马培之认为，烂喉痧的病因乃外感温热疫毒从口鼻而入，侵犯肺胃二经，上于肺胃门户则咽喉肿痛，外达皮肤则为痧疹。

烂喉痧的总体治则是清热解毒。马培之强调辨证施治，言"色白者，宜辛凉；色红者，宜清凉；淡红者，宜清养；见白腐烂斑者，宜苦降，不宜再以辛散；至时行疫症，当兼解毒；属气者，当顺气开痹。此治法大略"。又言"表里寒热虚实，全在临证时察脉辨色，庶不致误"。马培之还强调，"若无寒热头疼项肿，最忌发汗，以积热在中，火动痰生，风痰上壅，天气闭塞也，宜降不宜升"。

案例

庚辰应招入都，时伴送官忠观察心一之亲桂姓患此，邀余往诊。其室向南，玻璃亮阁上，日光烘逼，卧炕靠窗，阳气蓬勃，时值冬亢，久未雨雪，天气本燥，已是冬不藏精，卧榻前设火两炉，又为热度蒸逼可知，予至时急令撤去。观其咽门肿而色淡，满喉痰护，舌苔后半白滑，边尖浅绛，脉浮洪右滑不甚数，已四日不食矣。令先用郁矾泡水含之，后用秘药清涎、柳华掺和吹入，片时即能饮茶一碗，随用清肺利膈法。桔梗、甘草、射干、牛蒡、杏仁、山豆根、板蓝根、银花、连翘、玄参、黄芩。一剂立愈。

二诊：喉肿已消一半，痰涎已少，脉已收敛，食粥已可两碗。仍昨方减去开药，嘱再服一剂。

——《医略存真·烂喉痧》

按语： 此案病机属痰热内壅，咽喉不利，治以清肺利膈之法。

附方

咽喉散：功能清热解毒，消肿定痛，敛疮生肌。主治咽喉肿痛糜烂，如烂喉痧症等。

牛黄 0.15 克，青黛 18 克，大梅片 0.06 克，象牙屑 1 克（瓦上焙黄），珍珠 1 克（入豆腐内煮，研粉），璧钱 20 个（瓦上焙黄），人指甲 0.15 克（瓦上焙黄）。共研极细末，密闭贮存备用。每用少许，吹咽喉部。

喉症验方：功能清热解毒，消肿止痛。主治咽喉肿痛，糜烂，口舌生疮等。

牛黄 0.6 克，梅片 0.6 克，月石 0.6 克，红铁落 0.6 克，朱砂 0.6 克，炼明矾 0.6 克，毛慈菇 0.6 克，珍珠细末 0.6 克，川连 0.6 克（姜内煨熟），广粉 0.6 克（打末用）。各研极细末，密闭贮存。用吹药器喷患处及四围。白色者去牛黄。

（十三）锁喉毒

马培之认为，锁喉毒是由于心与小肠积热，又复外感风寒凝结而成。治疗锁喉毒，马培之多用散风清热、化痰利咽之法。

案例

沈乳儿，锁喉毒外肿内闭，痰鸣气促，险症也。羚羊片、葽仁、牛蒡子、橘红、元参、射干片、桑皮、僵蚕、连翘、竹油。

二诊：锁喉毒外肿已退，痰鸣亦减，仍从前方加减。照前方去连翘，加桔梗、丹皮。

三诊：锁喉毒渐能哺乳，哭声不出，喉外尚肿。牛蒡子、葽仁、杏仁、桑皮、贝母、橘红、苏子、僵蚕、竹油。

——《马培之外科医案·锁喉毒》

按语：此案病机属心与小肠积热，复感外邪，邪热凝结于咽喉而气机不利。治以散风清热，化痰利咽之法。

（十四）喉癣

癣发于咽喉，形似苔藓，故名喉癣，又名肺花疮。马培之谓"此证乃水亏虚火伤肺"而成。治疗以养阴宣肺为大法。

案例 1

严左，喘咳有年，阴伤肺损，木火上升，咽痛且破，妨碍饮食，音暗痰多。已成肺花疮，证势极重，姑拟滋水保金。南沙参、北沙参、瓜蒌皮、鲜百部、粉丹皮、元参、大生地、杏仁、象贝母、粉甘草、天花粉、麦冬、桔梗、猪肤（刮去肉）、梨、荔枝肉。

又方：柿霜、麻油冲服。

又方：鸡蛋清和豆腐浆服。

二诊：呛咳咽痛略平，唯难于饮咽，脉虚细微数。阴伤肺损，痨瘵已成，仍宜滋水保金。北沙参、大麦冬、牡蛎、甜杏仁、怀山药、冬虫夏草、鲜石斛、女贞子、细生地、象贝母、猪肤（刮去肉）、元参、糯米。

三诊：呛咳咽痛较好，原方换大生地，加金樱子、鸡蛋清一枚冲，去糯米。

四诊：呛咳较减，咽破亦愈其半，颇有转机，宜壮水保金。大生地、大熟地、麦冬、怀山药、象贝母、山萸肉、女贞子、金樱子、左牡蛎、冬虫夏草、五味子、北沙参、猪肤、鸡蛋清。

后接服方：大生地、大熟地、川百合、山萸肉、金樱子、麦冬、怀山药、肥玉竹、西洋参、女贞子、左牡蛎、杏仁、冬虫夏草、五味子、毛燕。

——《孟河马培之医案论精要·喉癣》

按语：此案病机属阴伤肺损，肝火上升，治以滋水保金之法。

案例2

李左。喉主出气通乎肺，咽主纳食通乎胃，咽喉为饮食声音之道路。肺如悬钟，金空则鸣，金实则无声。阴分素亏，肝阳上旋偏旺，上逼肺金，始则喉际作痛，复受外寒，以致音声痹窒，语言不出，迄今五月，咽干色红，红丝缕缕，此金实无声之候。滋补不宜，拟清咽开音。南沙参、川贝母、桔梗、竹茹、生甘草、马勃、牛蒡子、蝉衣、枇杷叶、鸡蛋白。

二诊：言为心声，赖肺金以宣扬，金空则鸣，金实则无声。羔由肝阳犯肺，复受外寒，以致声不能出。进清咽开音，咽红略淡，喉际仍干，时欲作呛，肺气痹窒，宗前法治之。南沙参、瓜蒌皮、川贝母、枇杷叶、竹茹、桔梗、梅干菜、蛤壳、马勃、麦冬、蝉衣、杏仁、瓜子壳。

三诊：咽红已见退淡，声音略开，唯睡觉口干舌燥，肾阴不能上承耳。

照前方加天麦冬。

——《孟河马培之医案论精要·喉癣》

按语：此案病机属阴分素亏，肝阳偏旺，上逼肺金，加以复受外寒，肺气痹塞。治以养阴清肺、清咽化痰之法。

（十五）失音

马培之认为，失音主要是由于津液亏损或肺阴亏虚，痰滞肺络而致。治疗则多用养阴清肺、润燥清热、理气化痰为法则。

案例 1

姚左，咽干失音，气分燥也。究因津液而无以上供，仿喻氏法。阿胶 6 克（同煎），甜杏仁 9 克，淡中白 3 克，白花百合 9 克，桑叶 4.5 克，麦冬 9 克，橘白 4.5 克，生鸡子清 1 个，枇杷叶 4.5 克（蜜炙），北沙参 6 克。

——《孟河马培之医案论精要·失音》

按语：此案病机属阴虚燥热，津液不能上承，治以养阴清热之法。

案例 2

周左，春初因邪而嗽，渐至音喑，咽疼喉起白糜，妨碍饮咽。脉细虚弱，肺虚阴虚，邪已深入。六淫之气，皆可成痨，不独内伤已也。证势极重，姑拟清肺养阴。北沙参、麦冬、马勃、石斛、中生地、甜杏仁、元参、象贝、马兜铃、生甘草、猪肤。

二诊：呛咳已减，脉亦较静，唯咽痛如故，白糜未退，恐未可恃，仍清肺养阴，必咽喉痛愈，方可无虞。北沙参、麦冬、马勃、石斛、甜杏仁、元参、中生地、蛤壳、象贝、马兜铃、生甘草、丹皮、猪肤。

三诊：咽破、咳嗽虽见减轻，而音未开，饮食颇少，神羸肉消，精神疲惫，恐难挽回，拟补肾培元。西洋参、麦冬、五味子、怀山药、金樱子、芡实、沙苑、冬虫夏草、甜杏仁、牡蛎、大生地、毛燕、莲子。

——《孟河马培之医案论精要·失音》

按语：此案病机属肺热阴虚，治以清热养阴之法。

案例 3

华左，肺属金，如悬钟，金空则鸣，金实则无声。音哑有年，气升作呛，痰咯不出。寸关脉息浮大而滑，痰滞肺络，当从金实例治，拟开以降之。前胡（炙）、橘红、瓜蒌皮、射干、竹茹、贝母、南沙参、桔梗、杏仁、茯苓、苏子、瓜子壳、枇杷叶。

——《孟河马培之医案论精要·失音》

按语：此案病机属痰滞肺络，肺气不利，治以宣降肺气、清热化痰之法。

附方

通音丸（《外科传薪集》）

川贝母 30 克，款冬花 60 克，炒桃肉 375 克（去皮），白蜜适量。上药研末，打丸，如龙眼大，饭上蒸，用水冲服。治失音。

（十六）口疮

马培之认为，口疮多因心肝郁而不遂，胃气不和，湿痰入络而致。治疗则以顺气柔肝为主。

案例

朱左，右半面颊虚浮，腮内臃肿，时起白泡，不甚作痛，气升作呛，脉象沉细，虚弦带数，阴亏气弱之质，舌尖燥裂作痛。拟顺气柔肝，兼清胃络。北沙参、法半夏、橘络、郁金、川贝母、云茯苓、竹茹、海藻、合欢皮、制僵蚕、桔梗、海蜇、荸荠。

——《孟河马培之医案论精要·口疮》

按语：此案患者为阴亏气弱体质。刻下病机属肝气郁滞，胃气不和，治以顺气柔肝兼清胃络之法。

附方

柳青散（《外科传薪集》）：功能泻火解毒，治疗口舌破碎。

薄荷 1.5 克，儿茶 2.5 克，黄连 1.2 克，青黛 1.0 克，冰片 0.3 克，共为细末。先用蔷薇根汤漱口，后吹之。

（十七）舌根痈

舌根痈多见于体胖形盛之人。马培之认为，舌根痈多由血热气盛，感受外邪，或过食肥甘醇酒，致湿热熏蒸酿痰而成。在治疗上宜清散通降，祛痰利咽，脓成则切开排脓。外用药有清涎散，或用皂角烧灰敷皮肤红肿处。

案例 1

张左，痰火上升，舌根痛肿硬八日，恐溃脓，急为清散。薄荷、元明粉、橘红、僵蚕、制军、酒黄芩、赤芍、甘草、连翘、大贝母、射干、元参。

——《孟河马培之医案论精要·舌根痈》

按语： 此案病机属痰火上升，凝聚于舌根，恐其溃脓，急为清散之法。

案例 2

陶左，舌根痛，硬肿疼痛，大便闭结，治宜通降。生军、牛蒡子、僵蚕、赤芍、连翘、橘红、风化硝、元参、薄荷、竹叶。

——《孟河马培之医案论精要·舌根痈》

按语： 此案病机属湿热闭结，治以通降之法。

（十八）舌疳

马培之认为，舌疳多由心肝郁热而致，治疗上以养阴清解郁热为主。

案例 1

崔左，肾阴不足，心火肝阳上亢，发为舌疳。舌根破碎成窟，不时内热。舌为心苗，肾脉贯肝膈，循喉咙，夹舌本。肾阴不升，心火不降，未济之象也。恐酿成舌疳大患，法当滋水制阳为治。生地、石斛、元参、麦冬、女贞子、象贝母、甘草、桔梗、丹皮、玉露霜、甘蔗。

——《孟河马培之医案论精要·舌疳》

按语：此案病机属肾阴不升，心火不降，肝阳上亢，治以滋水制阳之法。

案例 2

郭右，舌糜于左，心火上盛，肾水不足，谨防舌疳之患。西洋参、麦冬、甘草、青果、六味丸。

——《孟河马培之医案论精要·舌疳》

按语：此案病机属心火亢盛，肾水不足，治以滋水制阳之法。

案例 3

曹右，心脾火郁，致发舌疳，舌根肿溃，连及咽喉。证非轻候，宜养阴清解。细生地、丹皮、大贝、连翘、元参、生蒲黄、蛤粉、麦冬、甘草、桔梗、黄柏、竹茹。

——《孟河马培之医案论精要·舌疳》

按语：此案病机属心脾火郁，治以养阴清解之法。

案例 4

无锡秦左，心肝郁热，兼夹酒毒，沸腾于上，舌肿而硬，舌下穿破数处，头下颏颈结核坚肿，舌疳大证，急为清解郁热。麦冬、元参、知母、连翘、甘草、芦根汁、大贝、天花粉、丹皮、赤芍、犀角、蒲黄、地鳖虫（打烂含口内）。

——《孟河马培之医案论精要·舌疳》

按语：此案病机属心肝郁热兼夹酒毒沸腾于上，治以清解郁热之法。

（十九）牙宣

马培之指出，脾肾阴亏，阳明湿热熏蒸于上，龈腐出血，是谓牙宣。治宜清胃泻火，若病久阴亏者，则宜养阴清火。

案例 1

无锡钱左，阴虚伤元，阳明又有湿热，交蒸于上，牙宣渗血，内热头痛，目眦红筋。拟养阴以清肝胃。生地、石决明、丹皮、天花粉、龟板、黄柏、酒芩、天麦冬、羚羊片、知母、玄参、甘蔗。

——《孟河马培之医案论精要·牙宣》

按语：此案病机属阴虚兼阳明湿热交蒸于上，治以养阴以清肝胃之法。

案例2

嘉兴沈左。肾为水脏，真阳寓也。先天薄弱，龙火不藏，知识早开，阴精滑泄，齿宣出血，头目发昏。齿乃骨之余，龈乃肉之余，龙雷上亢，胃阴被其激动，血从齿缝溢出，方书谓之骨漏是也。拟滋养肾水，以制龙雷。生地、龙齿、西洋参、旱莲草、沙苑、莲子、丹皮、女贞子、山药、芡实、北沙参、牡蛎、料豆。

二诊：龙雷较藏，齿宣稍减，脾元素弱，腹鸣便稀，仍以育阴，以扶脾土。参须、云茯苓、於术、芡实、沙苑、山药、乌药、炙甘草、陈皮、金樱子、莲子、龙齿。

——《孟河马培之医案论精要·牙宣》

按语：此案患者先天薄弱，刻下病机属肾阴不足，脾气素弱。初诊，治以滋养肾水之法，以制龙雷之火。二诊，仍治以育阴之法兼扶脾土。

案例3

周左，齿龈属阳明，为肉之余。脾肾阴亏，阳明湿热熏蒸于上，龈腐出血，是谓牙宣。腰酸内热乏力，脉虚细缓。当养阴清胃。中生地、知母、川石斛、黄柏、天花粉、元参、丹皮、石决明、麦冬、旱莲草、甘蔗、生甘草。

——《孟河马培之医案论精要·牙宣》

按语：此案病机属脾肾阴亏，阳明湿热熏蒸于上，治以养阴清胃之法。

案例4

肝胃气火上升，喉痹咽干作痛，齿宣出血沁脓，下午头疼。拟养阴以清肝胃。细生地、丹皮、麦冬、元参、瓜蒌皮、象贝母、石决明、蛤粉、川石斛、生甘草、枇杷叶、梨。

——《孟河马培之医案论精要·牙宣》

按语：此案病机属肝胃气火上升，治以养阴以清肝胃之法。

（二十）牙疳

马培之认为，牙疳多由肺胃积热所致，治疗多用清肺散热之方。另外，马培之在《外科传薪集》中记载了很多治疗牙疳的验方，效果甚佳。

案例

宋左，肺胃积热，酿成牙疳，迎香腐缺，鼻梁已塌，内外之肿不消，防其崩陷，拟用再造散治之。麦冬、羚羊片、连翘、元参、寒水石、京赤芍、酒芩、大贝母、天花粉、夏枯草、芦根、竹叶。

——《孟河马培之医案论精要·牙疳》

按语：此案病机属肺胃积热，治以清肺胃积热之法。

附方

三星丹（《外科传薪集》）：治疗走马牙疳，黑腐不去，近腮穿肿危险不堪者。

红枣3个，白砒0.6克，雄黄1.5克，胆矾1克。将枣去核，三味研，入枣内，湿纸包，于炭火上煨脆，冷定，研细，加梅片0.6克，为末收贮。吹患处。

文星丹（《外科传薪集》）：治走马牙疳。

五倍子2个，乌梅肉1个，白矾3克，南星1个，雄黄1块。皆用面裹，煅，冷定，研细后入大梅片1克，麝香0.15克研匀，密闭贮存。吹掺患处。

消疳丹（《外科传薪集》）：主治一切牙疳，臭烂不止，吹之立效。

胡黄连1.5克，胆矾1克，儿茶1.5克，铜绿1.5克，麝香0.3克，绿矾3克，滑石3克，杏仁霜1.5克，西黄1.5克，青黛3克，鸡内金1.5克，冰片 3 克，干蟾炭 1 克，上芦荟 1.5 克，皂矾 1.5 克，人中白 3 克（煅），葶苈子 1.5 克，雄黄 3 克。共为细末。吹患处。

（二十一）骨槽痈

骨槽痈，又名牙痈、盘槽痈、牙槽痈，即牙槽脓肿。马培之认为，骨槽痈多因阳明胃经火毒郁而不宣，上攻于牙龈所致，治宜清胃泻火解毒；胃热不化者，治宜甘寒清解；风热外成者，治宜疏风清热；脓成则用刀针切开排脓。

案例 1

骨槽痈，肿痛半月，痛咽喉、颌下，吞咽不便，发热头痛，周身不适，颌下燃核肿痛。此乃风热外乘，阳明湿热蕴蒸。治拟疏风清热。大力子（炒）、炙僵蚕、橘红、赤芍、大贝母、连翘、蔓荆子、法半夏、羌活、射干、竹茹、姜。

——《孟河马培之医案论精要·骨槽痈》

按语：此案病机属风热外乘，阳明湿热蕴蒸，治以疏风清热之法。

案例 2

姚左，盘槽痈月余，自左及右，间溃流脓，腮外坚肿硬势，又将破溃，发热便闭，食少哕恶，脉细神疲。阴伤胃热不化，证属不轻，拟以甘寒清解。鲜石斛、象贝母、银花、桔梗、丹皮、使君子、元参、甘草、连翘、天花粉、橘红、茯苓、枳壳、芦根。

二诊：盘槽痈腮外肿势难消，究须外溃，精神虽起，而热渴哕恶未减，饮食未增。阴分大亏，证非轻候，姑拟养阴清胃。鲜石斛、怀山药、麦冬、茯苓、银花、天花粉、白扁豆、北沙参、毛燕、使君子、象贝母、谷芽、糯稻根。

——《孟河马培之医案论精要·骨槽痈》

按语：此案病机属胃热不化，阴分大亏。初诊，治以甘寒清解之法。

二诊，治以养阴清胃之法。

（二十二）骨槽风

马培之在其医论中，对骨槽风描述较多。他认为骨槽风病因多样，不单单是古书中所云"忧愁思虑，肝脾受伤而致的筋骨紧急，少阳阳明二经风火凝结"，还补充了"风寒客于经脉"一证。马培之详细地描述了骨槽风不同证型的表现：初起即牙关肿痛，憎寒恶热，腮颊颐项俱肿；三五日槽牙尽处溃脓，外肿渐消，而颊车肿硬不退；十余日外腐溃，脓秽齿摇，久而不敛，内生多骨，甚则齿与牙床骨俱落。这些表现多由肠积热及过食炙煿，外风引动内热而发。"大致此缘亦有耳下项间先起小核，继之牙关紧痛、腮颊浮肿者"，此为少阳阳明二经之风热痰热交结于上，久亦内外串溃，治宜清散。"其有牙关微紧，颊车隐隐作痛，渐至坚肿硬贴骨上，口不能开，经久不溃，溃后仍硬，不能收口者"，此为阳明气血不足，风寒乘虚侵袭筋骨，治宜温散。

案例1

葛左，骨槽风证。初时先下于前，嗣又漫补于后，以致毒火蕴遏，伤阴耗气，不能去毒化脓，散漫无定，脉象左部散大，右部濡小，舌㖞目定，头面无华，阳缩汗多，气血两败，已成陷证。药医病，不能医命，命由天定，非人力所能挽也，拟方尽人事而已。西洋参、茯苓、甘草、银花、天花粉、川石斛、麦冬、大贝母、绿豆。

二诊：昨晚进汤药，虽有转机，脉仍未起，未为可恃，原方中加生地15克。

三诊：骨槽风溃久，牙骨已损，完功不易，当以补托。黄芪、当归、党参、甘草、白术、白芍、川芎、肉桂、大生地、天花粉、红枣。

——《马培之外科医案·骨槽风》

按语：此案病机属毒火蕴遏，伤阴耗气，气血两败，已成陷证。初诊、二诊，治以益气养阴之法。三诊，治以补托之法。

案例 2

张左，腮颊为手阳明所过之地，骨槽风证缘阳明湿热与外风迫结而成，其来必骤，盖火性急故也。今外溃已久，牙关紧强，缘颊车中坚硬未消，开阖不利。古之用中和汤者，因从病久脉虚，故用黄芪之补托，四物之养血，桂心、白芷以散结邪，银花、花粉、元参、贝母之清化蕴毒。前方所议极是，但阳明多气多血之经，温补过施，恐有偏弊之患。拟照古之中和汤，不增不减可也。川芎、当归、白芍、生地、肉桂、黄芪、天花粉、粉甘草、桔梗、大贝母、银花、红枣。

——《孟河马培之医案论精要·骨槽风》

按语：此案病机缘阳明湿热与外风迫结，火势盛急。今因外溃已久，牙关开阖不利，治以养血补托、消散结邪、清化蕴毒之法。

案例 3

李左，骨槽风，颊车内外俱肿，内溃流脓，宜清胃解毒，制外溃为要。川连、石膏、元参、天花粉、羚羊角、丹皮、赤芍、银花、甘草、黄芩、淡竹叶、芦根。

——《孟河马培之医案论精要·骨槽风》

按语：此案病机属阳明胃热，毒邪蕴结，治以清胃解毒，制外溃为要。

案例 4

史右，骨槽风溃后，筋脉急缩，以致牙关紧强，兼之余湿未清，腠理结核，两耳作鸣，耳音不聪。厥少不和，阳浮于上，拟养阴清肝，兼和脉络。北沙参、菊花、当归、白芍、广皮、石决明、白蒺藜、夏枯草、泽泻、丹皮、甘草、荷叶。

丸方：川芎、半夏、僵蚕、大贝母、陈皮、茯苓、白蒺藜、北沙参、夏枯草、元参、白芷、甘草、海螵蛸。

蜜水泛丸，早膳后服 9 克。

——《孟河马培之医案论精要·骨槽风》

按语： 此案病机属厥少不和，阳浮于上，治以养阴清肝，兼和脉络之法。

案例 5

柳左，穿腮漏内通龈根，汤饮入口，无不渗入孔内，故收工极难。体质阴虚，肝胃有热，拟地黄汤加味为丸徐徐调治。大生地、麦冬、牡蛎、怀山药、南沙参、象贝母、茯苓、女贞子、山萸肉、泽泻、丹皮、川石斛、象牙屑、元参、燕窝。

——《孟河马培之医案论精要·骨槽风》

按语： 此案病机属素体阴虚，肝胃有热，治以养阴清热之法。

五、乳腺疾病

（一）乳疬

马培之认为，乳疬是因肾气不充，肝失所养，阳明湿痰凝结为患所致。对于乳疬，马培之治以补益肝肾，兼化痰理气之法。

案例

张左，脉象左弦右滑，阴虚肝旺，阳明胃经又有湿痰，痰热交结，左乳发病肿大，按之作痛。防其酿脓，急为养阴清肝，兼以化痰。南沙参、瓜蒌、僵蚕、大贝母、法半夏、连翘、蛤粉、赤芍、夏枯草、橘红、甘草、丹皮、金橘叶。

——《孟河马培之医案论精要·乳疬》

按语： 此案病机属阴虚肝旺，阳明胃经又有湿痰，痰热互结。治疗急为养阴清肝，兼以化痰。

（二）乳癖

马培之指出，乳癖多因情志不遂，郁怒伤肝，思虑伤脾，肝脾郁结，气滞痰凝所致。对于乳癖，马培之治以疏肝解郁、化痰散结之法，多用逍遥丸、逍遥散加减。

案例 1

俞右，郁怒伤肝，思虑伤脾，肝脾郁结，气滞痰凝，乳癖肿大如斗，破流脂水。湿热归并阳明，证势过大，虑难完功。拟养营疏肝，化痰散结。当归、全瓜蒌、瓦楞子（煅）、法半夏、茯苓、青皮、蛤粉、白芍、泽兰、连翘、大贝母、甘草、藕。

——《孟河马培之医案论精要·乳癖》

按语：此案病机属郁怒伤肝，思虑伤脾，肝脾郁结，气滞痰凝，湿热归并阳明，治以养营疏肝、化痰散结之法。

案例 2

崔右，肝郁不疏，胃停痰湿，乳癖数年，不时胀痛，常吐白沫。当解郁疏肝，兼阳明之治。当归、制香附、青皮、法半夏、丹参、川郁金、白蒺藜、炒白芍、全瓜蒌、金橘叶、佛手。兼服八味逍遥丸每次 6 克，一日两次。

——《孟河马培之医案论精要·乳癖》

按语：此案病机属肝郁不疏，胃停痰湿，气滞痰凝。治以解郁疏肝，化痰散结，兼阳明之治。

（三）乳核

马培之在其医论中，对乳核进行了详细的描述，并和乳岩相对比。其云："乳核，男妇皆有之，唯妇人更多，治亦较难。乳头为肝肾经二经之冲，乳房为阳明气血会集之所。论症核轻而癌重，论形核小而癌大。核如颈项之瘰疬，或圆或扁，推之可移。癌如山岩之高低，或凹或凸，似若筋挛。"就乳核的病机来说，马培之认为多由肝脾郁结所致。其云："痰气凝滞而成核，气火抑郁则成癌。核则硬处作痛，癌则硬处不痛，四围筋脉牵掣作疼。"

马培之对于乳房结核类病变，早期治以清肝散结，溃后养营调和肝胃，兼化痰结。其云："气滞于经，则脉络不同，血亦随之凝泣。郁久化火，肿坚掣痛，非痈疽可用攻补诸法。"他还特别指出，治疗不可一味用参、术以滞其气，否则使得气盛加之火旺，从而加重破溃。马培之指出陈实功在《外科正宗》中言艾灸针刺治疗此病的谬误之处，言乳核"断不可刺，刺则必败且速"。

案例 1

李右，肝气夹痰，左乳房结核三月余。幸未作痛，可冀消散，宜清肝散结。当归、柴胡、连翘、赤芍、香附、僵蚕、青皮、大贝母、夏枯草、全瓜蒌、蒲公英、橘叶。

——《马培之外科医案·乳核》

按语：此案病机属肝气夹痰，治以清肝散结之法。

案例 2

程右，乳核胀大，形如李大。恙由情志内伤，肝气郁结，胃经痰浊凝结所致。拟清肝解郁，化痰散结。当归、赤芍、大贝母、连翘、法半夏、僵蚕、橘红、蛤粉、全瓜蒌、夏枯草、粉甘草、橘叶。

——《马培之外科医案·乳核》

按语：此案属肝气郁结，胃经痰浊凝结，治以清肝解郁、化痰散结之法。

案例 3

黄右，乳核久年，日渐肿大，有时痛而色紫，按之空软，势将破溃，溃后得脓乃吉。拟养阴疏肝，散结化痰。北沙参、夏枯草、炙鳖甲、瓜蒌、连翘、当归、泽兰、藕节、丹皮、赤芍、大贝母、煅瓦楞。

——《马培之外科医案·乳核》

按语： 此案病机属肝气郁滞，阴虚有热，痰瘀互结，治以养阴疏肝、散结化瘀之法。

案例 4

张右，肝胃气火郁结，左乳房结核，硬如杯大，内热胸闷，月事不调，拟养阴清气化坚。北沙参、橘叶、法半夏、当归、连翘、全瓜蒌、夏枯草、赤芍、僵蚕、青皮、象贝母、郁金。

二诊：乳核见松，发热、头眩、胸闷亦减，原法。北沙参、赤芍、香附、法半夏、郁金、丹皮、象贝母、连翘、青皮、橘叶、当归、全瓜蒌、甘草。

——《马培之外科医案·乳核》

按语： 此案病机属肝胃气火郁结，治以养阴清气化坚之法。

案例 5

程右，脉弦细尺弱，肝脾两伤，又多肝郁，两乳房结硬，似如筋挛，经事行则作痛，恼怒亦痛，带多，谷食不香，月事少而色淡，寒热时作。气血乖和，养营调畅肝脾，以舒木郁。当归、丹皮、冬术、郁金、炙甘草、陈皮、香附、白芍、柴胡、川贝母、茯苓、橘叶、红枣。

——《马培之外科医案·乳核》

按语： 此案病机属肝脾两伤，肝气郁结，气血不和，治以养营调畅肝脾之法。

案例 6

程右，肝胃气火夹痰凝结，右乳房结核有年，因恼怒烦劳，忽然胀大，坚硬有头，左乳又起，腋窝掀核，势将破头，溃则难愈，脉象弦大而滑，素有痰喘。拟养阴清肝化坚。瓜蒌子、瓦楞子、茯苓、当归、连翘、蛤粉、大贝母、法半夏、赤芍、夏枯草、郁金、藕节。

——《孟河马培之医案论精要·乳核》

按语：此案病机属肝胃气火夹痰凝结，治以养阴清肝化坚之法。

（四）乳岩

"岩"即今之"癌"字，因其病变部位肿块坚硬如石，高低不平，状如岩突，溃后疮口中间凹陷很深，形如岩穴，故名乳岩。马培之在其医论中，将乳岩和乳核进行了对比，言"乳岩，男妇皆有之，唯妇人更多，治亦较难"。乳岩较乳核来说，病势较重，形状较大。马培之云："核如颈项之瘰疬，或圆或扁，推之可移。癌如山岩之高低，或凹或凸，丝若筋挛。"又云："癌则硬处不痛，四围筋脉牵掣作疼。"究其病因，马培之认为，乳岩皆因气火郁结而致。其云："再论乳岩，乃七情致伤之证，以忧思郁怒，气积肝胃而成。气滞于经则脉络不通，血亦随之凝泣，郁久化火，肿坚掣痛。"马培之治疗乳癌，多用养阴清肝、化痰散结之法。

案例 1

某，乳岩破溃，乳房坚肿、掣痛。定有翻花出血之虞，难治之症。姑拟养阴清肝。生地、当归、白芍、黑栀、生甘草、羚羊片、丹皮、瓜蒌、大贝母、连翘、蒲公英。

——《马培之外科医案·乳癌》

按语： 此案病机属气火郁结，阴分受伤，治以养阴清肝之法。

案例 2

某，乳癌一年，肿突红紫，甫溃两日，筋脉掣痛。难治之症，勉以养阴清肝。北沙参、麦冬、大贝、丹皮、当归、羚羊角、黑栀、连翘、甘草、泽兰、夏枯草、藕。

——《马培之外科医案·乳癌》

按语： 此案病机属气火郁结，阴分受伤，治以养阴清肝之法。

案例 3

某，肝郁乳核气化为火，抽引掣痛。恐酿成乳岩大证，宜清肝汤主之。

当归、瓜蒌、丹皮、夏枯草、连翘、大贝、黑山栀、泽兰、北沙参、白芍、金橘叶。

——《马培之外科医案·乳癌》

按语：此案病机属肝郁化火，治以清肝泻火、养阴化痰之法。

案例 4

某，血不养肝，肝气郁结，右乳胀硬，乳头掣痛，势成岩证。急为清肝解郁，冀消化为要。全瓜蒌、青皮、甘草、白术、薄荷、当归、柴胡、白芍、黑栀、丹皮、蒲公英、橘叶。

——《马培之外科医案·乳癌》

按语：此案病机属血不养肝，肝气郁结，治以清肝解郁之法。

案例 5

某，暴怒伤阴，厥气火偏旺，与阳明之痰热交并于络，以致乳房坚肿，颈项连结数核，或时掣痛，已成岩证，脉数右洪，气火不降，谨防破溃。急为养阴清肝。羚羊片、天门冬、全瓜蒌、大贝、丹皮、黑栀、鲜石斛、连翘、泽兰、赤芍、黑元参、蒲公英。

——《马培之外科医案·乳癌》

按语：此案病机属暴怒伤阴，气火偏旺而不降，与阳明之痰热交并于络，治以养阴清肝之法。

案例 6

某，气虚生痰，阴虚生热，气火夹痰交并络中，乳岩坚肿，痛如虫咬。此阳化内风，动扰不宁，每遇阴晦之日，胸闷不畅，阴亏液燥。宜养阴清气化痰，缓缓图之。天冬、羚羊、夜合花、橘叶、郁金、海蜇、蒌仁、茯苓、川贝母、泽兰、连翘、荸荠。

——《马培之外科医案·乳核》

按语：此案病机属气虚生痰，阴虚生热，气火夹痰交并络中，且阳化内风，动扰不宁，阴亏液燥。治以养阴清气化痰之法，缓缓图之。

案例 7

杨右，左乳房结肿三年，现已破溃，渗流血水。幸肿不坚，犹有三分生机，姑拟清肝以化。羚羊角 3 克，鲜生地 9 克，甘草 1.2 克，连翘 4.5 克，牡丹皮 7.5 克，大贝母 6 克，赤芍 7.5 克，黑山栀 7.5 克，金银花 9 克，蒲公英 9 克。

二诊：肝火较平，血亦渐止，颇有转机，宗原方治。鲜生地 24 克，川连 1.2 克，大贝母 9 克，黑山栀 7.5 克，犀角 0.9 克，天花粉 9 克，元参 9 克，羚羊角 0.9 克，丹皮 6 克，忍冬藤 9 克，人中黄 2.4 克，生白芍 9 克，参三七 0.9 克（磨冲），芦根 30 克，柏叶 6 克。

三诊：乳岩腐势未定，日夕刺痛不安，渗流血水，火郁于里，幸肿硬渐松，腐处定痛可止矣，仍以羚羊犀角地黄汤主之。羚羊角 3 克，石膏 9 克，丹皮 6 克，大贝母 6 克，粉甘草 1.2 克，赤芍 7.5 克，犀角 1.2 克（磨冲），细生地 9 克，天花粉 9 克，连翘 7.5 克，银花 6 克，酒芩 7.5 克。

四诊：乳岩腐已尽脱，唯肝火未静，痛则血出，还宜养阴凉血清肝。丹皮 9 克，白芍 7.5 克，人中黄 2.4 克，象贝 6 克，犀角 0.9 克（磨冲），鲜生地 24 克，天花粉 9 克，银花 9 克，川连 1.2 克，知母 9 克，黄芩 7.5 克，芦根 30 克。

——《马培之外科医案·乳岩》

按语：此案病机属肝之气火内郁兼血热阴伤，治以养阴凉血清肝之法。

案例 8

初起乳中生一小块，不痛不痒，症与瘰疬恶核相若，是阴寒结痰。此因哀哭忧愁，患难惊恐所致。其初起以犀黄丸，每服三钱，酒送，十服痊愈。或以阳和汤加土贝五钱煎服，数日可消。倘误以膏贴药敷，定主日渐肿大，内作一抽之痛，已觉迟治，若皮色变异，难以挽回。勉以阳和汤日服，或以犀黄丸日服，或二药每日早晚轮服，服至自溃而痛者，用大蟾六只，每日早晚取蟾破腹连杂，以蟾身刺孔，贴于患口，连贴三日，内服千金托里散，三日后接服犀黄丸。十人之中，可救三四。溃后不痛而痒极者，断难挽回。大忌开刀，开则翻花最惨，万无一活。男女皆有此证。

——《马评外科症治全生集·乳岩》

按语：马培之指出，乳岩乃心肝二经气火郁结，为七情内伤之病，非阴寒结痰，阳和汤断不可服，服之则促其溃则百无一生，唯逍遥散最为稳妥，且犀黄丸内有乳香、没药、麝香辛苦温燥，更当忌投。

六、肛门疾病

（一）痔漏

马培之在《孟河马培之医案论精要·痔漏》中提到："痔漏之源，其受病者燥气也，其致病者湿热也。阳明燥热，与脾经湿热，充于肠胃，溢于脉络，堕于大肠，左右冲突而成。"这充分说明了痔漏的病因。在治法上则多以养阴清胃化湿为主。

案例 1

抱恙三年，迩来日甚一日，肛左翻突，破溃数孔，渐至会阴，肿硬不消，脂水渗漏，阴气走泄于下，中虚气陷，脾元日弱，门户不藏，动辄便稀，有时寝汗，形神羸弱，命肾皆亏，难以速效。拟扶脾固肾，佐化湿热。候酌。潞党参、焦於术、怀山药、云茯苓、当归身、白芍、炙生地、炙甘草、地榆炭、牡蛎、山萸肉、红枣。

又洗方：凤尾草9克，荔枝草9克，臭梧桐15克，五倍子9克，猪前脚壳3个，葱。

——《孟河马培之医案论精要·痔漏》

按语：此案病机属阴气走泄于下，中虚气陷，脾元日弱，门户不藏，形神羸弱，命肾皆亏。治以扶脾固肾，佐化湿热，兼以固涩之法。

案例 2

黄左，湿热伤阴，痔漏出水，大便艰难作痛。脉细数，尺部小滑，湿热蕴结下焦，当养阴清肠胃。细生地、云茯苓、牡丹皮、胡黄连、川黄柏、知母、龟板、粉甘草、天冬、当归、木耳、槐角。

二诊：气弱阴虚，湿热下注，痔漏便难作痛。进养阴利湿，大便已畅，唯便后气坠，魄门作痛。湿热之痛，最易伤阴耗气，便则肠胃空，而气陷于下。拟养阴调中，兼清肠胃。中生地、当归、白芍、粉甘草、木香、地榆、牡丹皮、西洋参、茯苓、荷叶、龟板、枳壳、槐角、红枣。

常服方：当归、大生地、茯苓、天冬、龟板、粉甘草、白芍、槐角、丹皮、地榆、黄柏、红枣。

——《孟河马培之医案论精要·痔漏》

按语：此案属湿热蕴结下焦并伤阴。初诊，治以养阴清肠胃之法。二诊，针对气弱阴虚，湿热下注，伤阴耗气，治以养阴调中，兼清肠胃之法。

案例 3

宋左，阴亏水不足，肝火太旺，肠胃又有湿热，便后痔坠带血，内热口干，舌燥胸脘气痛。拟养阴柔肝，兼清肠胃。南沙参、细生地、荷叶、粉甘草、槐角、川黄柏、粉丹皮、白芍、地榆、枳壳、玄武板、广陈皮。

——《孟河马培之医案论精要·痔漏》

按语：此案病机属阴亏水不足，肝火太旺，肠胃又有湿热。治以养阴柔肝，兼清肠胃湿热之法。

案例 4

常郡费左，大便或清或溏，已历多年，解时必逾一二时始好。近来两足畏寒，乏力神疲，有时肿胀，肝肾之阴不足，中虚气陷，湿热迫结下焦。

拟养营益气，配合为丸，早晚并服，清理肠胃，以补漏之法。人参、黄芪、白芍、茯神、麦冬、远志、龟板胶、生地、云茯苓、当归、白术、甘草、枣仁，为丸。

晚服：归身、枳壳、甘草、木香、白芍、升麻、地榆、槐角、生地、茯苓、无花果。

——《孟河马培之医案论精要·痔漏》

按语： 此案病机属肝肾之阴不足，中虚气陷，湿热迫结下焦。治以养营益气，配合为丸，早晚并服，清理肠胃，以补漏之法。

案例 5

何左，痔疮乃肠胃湿热逼至魄门而致，斯恙宜益气固阴，并清肠胃。西洋参、中生地、柏子仁、佩兰、荆芥炭、川黄柏、怀山药、茯神、丹皮、荷蒂、红枣。

另洗方：

五倍子、瓦花、朴硝、槐米、臭梧桐叶、蔷薇根、椿根皮。煎汤熏洗。

——《孟河马培之医案论精要·痔漏》

按语： 此案病机属肠胃湿热逼至魄门，治以益气固阴并清肠胃，洗方以敛疮消肿为主。

案例 6

杜左，气阴两虚，胃肠湿热，下逼魄门，经脉横解，痔患便难，带血日久，气陷下堕，肛坠不收，坐立不能，便后胀痛难忍，久之防其腐烂。当益气养营，以清阳明。龟板、生地、甘草、枳壳、当归、升麻、白芍、天冬、西洋参、川黄柏、槐角、荷叶。

另洗方：

五倍子、瓦花、朴硝、槐米、臭梧桐叶、蔷薇根、椿根皮。煎汤熏洗。

——《孟河马培之医案论精要·痔漏》

按语：此案病机属气阴两虚，胃肠湿热，下逼魄门，经脉横解，气陷下堕。治以益气养营，兼清阳明之法，洗方以敛疮消肿为主。

（二）肛痈

马培之认为，肛痈主要是由于阴虚湿热下注而成，治疗以养阴利湿为主。

案例1

高左，阴虚湿热下注，致成肛痈，溃久而硬未消，已成其漏，拟养阴清利湿热。细生地、槐花、当归炭、地榆、白芍、黄柏、粉甘草、刺猬皮、丹皮、红枣。

二诊：肛漏举发，肿而作痛，脉象沉洪，阴虚湿热不清，宜养阴兼以清利。西洋参、赤芍、当归、生地、丹皮、泽泻、川黄柏、槐角、茯苓、甘草、红枣。

——《孟河马培之医案论精要·肛痈》

按语：此案病机属阴虚湿热下注，治以养阴清利湿热之法。

案例2

龚左，阴虚之体，湿热下注，脏头风作痒，又生肛痈，成脓外溃，腿缝㿠痛，牙龈又痛，均系肠胃湿热熏蒸，急为清利。槐角、丹皮、银花、川柏、连翘、赤芍、大贝母、甘草、滑石、泽泻。

二诊：疮毒已平，唯湿热未清，魄门痒碎出水，还宜清利。槐角、丹皮、银花、川柏、连翘、赤芍、大贝母、甘草、滑石、泽泻。

又洗方：苦参、川柏、槐米、荆芥、银花。

——《孟河马培之医案论精要·肛痈》

按语：此案患者属阴虚之体，刻下病机属阴虚湿热下注，肠胃湿热熏蒸。初诊，急治以清热利湿之法。二诊，湿热未清，依然治以清利之法。

案例3

安徽余左，肛痈破溃空大，疮中有火，麻辣作痛，宜养阴利湿。生地、大贝母、甘草、槐角、胡黄连（盐水炒）、茯苓、丹皮、泽泻、灯心、当归、地榆炭、赤芍。

——《孟河马培之医案论精要·肛痈》

按语： 此案病机属阴虚有火，湿热蕴结，治以养阴利湿之法。

案例 4

严左，平素阴虚，湿热下注，肛门之旁生痈，肛左穿孔通及前阴，渗流脂水，收口不易，姑养阴清托。中生地、当归身、牡蛎、丹皮、刺猬皮、山萸肉、白芍、象贝母、甘草。

——《孟河马培之医案论精要·肛痈》

按语： 此案患者平素阴虚，刻下病机属湿热下注，治以养阴清托之法。

案例 5

刘左，悬痈之证，系湿热凝结者，其来速；若败精凝结者，其来缓。兹经数月，木不知痛，硬如钱大，体质虽亏，未宜用补，急为通利行瘀消散之治。桃仁、生军、槐角、归须、连翘、陈皮、银花、穿山甲、大贝母、赤芍、甘草、枳壳。

二诊：悬痈肿硬稍平，盗汗亦减，脉数稍静，唯两尺浮而且数，湿邪入于阴分，肾阴又亏，拟育阴清化。南沙参、细生地、归尾、丹皮、黄柏、桃仁、赤芍、枳壳、槐角、大贝母、连翘、甘草、藕节。

三诊：悬痈口虽完闭，而内空未实，势必再溃，幸脉平静，阴气已复，盗汗亦止，而精关不固，当为养阴，佐清湿热。中生地、北沙参、山药、女贞子、牡蛎、茯苓、料豆、丹皮、泽泻、沙苑、芡实、莲子。

四诊：始为阴虚之躯，败精瘀腐结于会阴，硬如豆大，致成悬痈，急为利湿化热。归须、赤芍、桃仁、枳壳、连翘、大贝母、黄柏、僵蚕、泽泻、两头尖、甘草。

——《孟河马培之医案论精要·肛痈》

按语：此案病机属败精凝结。初诊，急为通利行瘀消散之治。二诊，针对湿邪入于阴分，肾阴又亏之病机，治以育阴清化之法。三诊，阴气已复，而精关不固，治以养阴之法，佐清湿热。四诊，始为阴虚之躯，败精瘀腐结于会阴，硬如豆大，致成悬痈，故急治以利湿化热之法。

案例 6

钱左，癃闭有年，脉来濡细沉小，气虚夹湿。肺主气，为水上之源；膀胱主气化，与肾为表里。天气不降，则气道不行，湿蕴下焦，脉络壅滞。且悬痈外溃两月，溺从外出，湿与精混，气不固摄，梦遗频频。宜益气固阴，以滋气化，进补中益气汤。黄芪、柴胡、陈皮、茯苓、党参、当归、升麻、甘草、冬术、生姜、红枣。

——《孟河马培之医案论精要·肛痈》

按语：此案病机属气虚夹湿，肺气不降，气道不行；湿蕴下焦，脉络壅滞；湿与精混，气不固摄。治以益气固阴，以滋气化之法。

附方

三黄丸（《录外科症治全生集》）：功能清化湿热，活血散瘀，解毒消肿。主治红肿热毒疼痛、大痈、悬痈、杨梅广疮结毒等症。

制军 90 克（酒浸隔水蒸软打烂如泥），乳香 30 克（去油），没药 30 克（去油），雄精 15 克，麝香 4.6 克，牛黄 1 克。各味研细末，千槌为丸，如梧桐子大，晒干，密闭贮存。每服 15 克，连服 10 次。

七、其他病变

烫伤

马培之论烫伤，谓"烫火之伤，忽然而来，为害最烈"。治疗重在止痛生肌，主要用雷真君逐火丹治疗。马培之在医案中提到两例烧伤病例：一例是被火药炸伤，头面肿腐，咽肿气粗，汤饮难咽；另一例是一妇人被火焚，遍身几无完肤，两臂发黑，呼号不已，医治罔效。予二人俱投用雷真君逐火丹二剂而愈。外治则以麻油扫于患处，以陈小粉拍之，即止痛生肌。马培之还强调烧伤烫伤后切不可内饮冷水，饮则必死；亦不可用冷水外用淋洗，若外用冷水淋洗，涂以凉药，毒火逼入于里，亦令杀人。

附方

雷真君逐火丹

当归四两，生黄芪三两，茯苓三两，大黄五钱，甘草五钱，黑荆芥三钱，防风一钱，黄芩三钱。水煎。

马培之

后世影响

一、历代评价

马培之以内、外、喉三科兼擅著称，外科成就最为卓著，后人称其"孟河医派之中坚""江南第一圣手"。

光绪六年（1880），江苏巡抚承旨荐马培之应征入京，为慈禧诊病，药到病除。慈禧大悦，言"马文植能述病源，脉理精细"，并赐"务存精要"皇匾一块，以表彰马培之的医术。自此马培之医名震于四海，大江南北几至妇孺皆知。晚年，马培之寓居无锡、苏州，其在苏州设诊所之处，至今仍称"马医科巷"。可见世人对其评价之高。

马培之以医济世，医名远布，于外科特具卓识，为马氏医家中造诣最深、医术最精、影响最广者。如《马评外科症治全生集·马评汤序》中记载其"誉满江南，一时叩门求药者踵武相接"。《马评外科症治全生集·马评吴序》中记载其"见其就诊者日数百辈"。《纪恩录·吴元炳奏牍》中云："素精医道，遐迩知名，各处就诊之人，往往目不暇接。"任应秋教授说："比之晚近外科诸家，马培之实能融贯众科以自辅，迥非株守一家之传者所可比拟。"

二、学派传承

（一）"孟河四大家"之一

孟河医派，是明末清初发源于江苏孟河的一大中医学派，2007年被列入常州市第一批非物质文化遗产。其以"费、马、巢、丁"四大家为代表，以其高深的学术造诣、丰富的临床经验，对中医学术的发展做出了卓越的贡献，是我国近代史上颇具活力的中医流派。后人赞曰："吴中名医甲天下，孟河名医冠吴中。"从清末民初开始，马培之高足贺季衡及其门徒等，不断将马培之的学术思想和临床经验发扬光大，逐渐形成了马培之流派（即孟河马派），成为孟河医派承前启后的重要分支。

孟河医派的主要学术特点为：其一，揽中医之大成，以《内经》《伤寒论》《难经》为宗，兼容温病学和金元各家学术思想，并将各派学术熔为一炉；汲取各家精华，融会贯通，应用于临床。其二，孟河医派诸家不持门户之见，互敬互学，相互渗透。其三，不拘泥古方，在理论和实践方面勇于探索，形成自身的学术特色。其四，孟河医派治病以和缓为原则，治疗方法多样，有汤药、丸散、针砭、刀圭，内治与外治相结合。

马培之充分继承了孟河医派的学术特点，遵循《内经》之旨，视人体内外为统一整体，重视外科医生的中医基本理论素质培养；博采众长，师古而不泥于古方；用药和缓，反对重剂；重视刀针使用，善于积累和使用有效验方。

（二）中医外科的杰出传人

中医外科的辨证，在宋元时代就提出了整体与局部、内在病机与疮疡外观相结合的思想。如：《圣济总录》提出内外兼顾判断预后之"五善""七恶"的具体指征。其后，宋·陈自明、元·齐德之对此又做了进一步论述。马培之在继承前代学术经验的基础上，就如何传习外科之精要提出了明确的思路。

马培之既继承家技，又学习陈实功《外科正宗》、王维德《外科证治全生集》、高秉钧《疡科心得集》三派之长处。"正宗派"主内外并治，内治善用消托补，外治善动刀针；"全生派"主阴阳辨证，反对刀针，力主温通；"心得派"吸取温病学说，长于清热养阴之法。马培之学"正宗派"而不泥于补托，反对滥用参、芪；学"全生派"而不废弃刀针手术，认为刀针乃"疡科之首务"；学"心得派"则不拘于凉解。故马培之在外科学术方面，迥非株守一家之技者所可比，不愧为近代外科一大名家。

就外科的辨证而言，马培之认为，除了观察疮疡的性质、部位、进程等之外，还应考虑天时、方土、禀赋、嗜好、性情等诸多因素，审视病情在气在血、入经入络、属脏属腑等。其重视《内经》中有关机体与环境统一的整体观，辨证时重视四诊合参。他强调外科治病同样要谙熟脉理，同时也非常重视舌诊，并著有《伤寒观舌心法》。马培之在《医略存真》《马评外科症治全生集》等著作中，均提及四诊合参，且此类医案甚多。

三、后世发挥

马培之在学术传承上"传内亦传外"，对孟河医派的学术继承、发扬、传播起到了重要的作用。马培之弟子众多，最杰出者，如丁甘仁、巢渭芳、沈奉江、邓星伯、贺季衡等。丁甘仁、巢渭芳卓然成家，分别开创了孟河"丁氏流派"及"巢氏流派"。

丁甘仁（1865—1926）

孟河四大家之一，师从马培之，初行医于孟河，后迁到苏州，最后定居上海行医，成为清末民初的中医名家。丁甘仁勤学深研，对马培之的治疗经验积累甚富，因此能兼收并蓄马培之内、外、喉科之长。丁甘仁对内科疾病，宗《伤寒论》《金匮要略》，并结合其师马培之的经验进行治疗，尤其擅长治疗中风证。丁甘仁继承了孟河前辈的经验，最早主张伤寒、温病学说统一，熔经方时方为一炉，创寒温融合辨证体系，开中医学术界伤寒、温病统一论之先河。在治疗急性传染病时，丁甘仁结合了孟河马派特色与温病学说，在脉学方面则集经典与费氏脉理之长，形成了自身的诊脉特色。丁甘仁在外科疾病治疗上继承师学，亦有许多独到之处，并自制各类外科药品，如外用敷贴膏药、油膏敷药、药线、散药等。他还擅长外科手术，如治痈时以中式手术刀切开排脓血，采用古法"火针"穿刺肿疡，排出脓血以消肿疡，用以代替外科手术刀等。

贺季衡（1866—1934）

贺季衡师从马培之，继承了马培之的学术衣钵，是清末民初一位杰出的临床医家。通过五十余年的临床实践，贺季衡不但将"马派"之学术发扬光大，而且开创了"马派"支流——丹阳贺派。贺季衡七岁患肠痈，寝至年余而致右足微屈，延请孟河马培之医治而愈。故此，他少年便有心于医学，以弟承兄业（其兄亦为马培之门生，学成归里早逝）。其立志学医后，先至其兄处习读《内经》及本草学著作，"遂取仲兄书尽读之"。十四岁至孟河习修，拜于马培之门下，马培之端详再三曰："今得季衡，吾道于丹阳又得一传人矣。"由于他天资聪颖且勤奋好学，备受马培之喜爱，遂将其所有珍方秘籍一一传授。受业六年，学成将归时，马培之执其手而语曰："吾门衣钵在子矣。"

马培之是精通内、外、喉三科的全科医生，贺季衡则主要继承其内科精要。马培之治疗脾胃病注重调营畅中，贺季衡则在继承马培之脾胃学术思想的基础上，注重从气阴论治。贺季衡在调理脾胃时，以益气理气、滋养胃阴为法，善用"於术"等益气、滋阴药养胃。

贺季衡精通《内经》学说，熟谙《伤寒论》《金匮要略》，对《张氏医通》《温热经纬》《温病条辨》《景岳全书》等不同时期名家的著作，都有深入的研究。他一生博览群书，从不管窥一见，善于将各家医派的精华融会贯通并运用于临床，将自己完全置身于书海与病人之中。

贺季衡历经数年，不断治愈他人医治不愈者，因而声名鹊起，每日应诊者数以百计。民国时期，贺季衡被推任为中央国医馆名誉理事、江苏省国医馆董事，曾为不少国民政府要员看过病，晚年著有《指禅医案》手稿，记载了他毕生所诊治的疑难杂症。

巢渭芳（1869—1929）

巢渭芳，名大洪，父早亡，为马培之寄子，先药而后业医，得马培之亲授，得马培之真传，擅长内、外、妇、儿各科，尤长于时病，对时病急症有独到之功，并治伤寒有特长，且精于应用火针治疗肠痈和化脓性外科疾病，深得患者信服。巢渭芳一生留居孟河，业务兴旺，名重乡里，为孟河医生留居本地之佼佼者，曾有病家向他赠送"愿为民医，不作良相"匾额。孟河四大家中，唯有巢渭芳前后四代均在孟河行医。

巢渭芳与马培之同样以外科见长而以内科成名，内外俱精。内科中巢渭芳善于治疗时病，外科中擅长大针排脓治疗肠痈。巢渭芳认为，治疗疾病重在辨证明确，这一点受马培之影响很大。巢渭芳认为，"药有专任，贵在不失时机，求稳每致贻误，顾全反觉掣肘"。这句话的意思是说，用药不能面面俱到，也不要片面求稳，在关键时刻，须审证求因，有针对性地用药，才能起到良好的效果。巢渭芳著有《巢渭芳医话》一册，是他一生诊疾治病的经验总结。除授徒雷周绪、贡肇基等人都有成就外，其儿子巢少芳、孙子巢念祖、曾孙巢重庆都秉承祖业，世代为医，悬壶孟河、万绥等地，为当地民众服务。

邓星伯（1861—1937）

邓星伯，名福溶，号润生，无锡人，江南名医。祖廷贤、父雨亭，均以医名世。十二岁丧父，依母抚育。幼年习经史，承家学，为儿科。二十七岁，从孟河马培之学医，历三年尽得内外奥秘。中年以后，声名日著，日诊二三百人，苏浙京沪求诊者络绎不绝，远至闽粤鲁豫。不论内外妇科，每诊一病，口答手批，立中其要。

邓星伯对于使用刀圭与否，判别尤严，这也是传承了马培之的学术思想。马培之主张"刀针不能不用，而不可乱用"。时人称邓星伯揆阴阳、辨五色、施方术、一锤定音，口碑载道。清代皇族某，患湿温伤寒，被荐应征入京，施治获愈。清末苏州藩台朱某，聘邓星伯为医药顾问，每以电报请出诊。妻朱氏，亦工外科。1937 年秋，因日机轰炸，邓星伯受惊而殁，遗著医案 12 册，惜已经遗失。新中国成立后曾油印《邓星伯或问》医话一册。其门人有数百十人。上海科学技术文献出版社于 20 世纪 90 年代曾出版《邓星伯临证医集》。

沈奉江（1862—1925）

沈奉江，名祖复，字礼庵，以号行，祖籍浙江湖州，后迁居无锡。幼年聪慧，读史书，过目成诵，考取秀才之后，屡试不中，乃应城西高、凌两氏聘请，教书六七年，同时攻读医书。光绪二十年（1894）随马培之习医，问难质疑，洞见癥结，学业日精。常随师为清廷名公巨卿治病，对古今医方法理融会贯通。返回无锡后，设诊所于崇安寺中隐院，求治者众，闻名一时。1922 年秋，沈奉江与同道严康甫、华实罕、邓季芳等组织无锡中医友谊会，沈奉江任理事。翌年春，沈奉江创办《医钟月刊》，任名誉编辑，发表《中西医学系统论》等多篇文章。沈奉江所著的《全球医通》藏稿散失，所刊者有《医验随笔》《医通》《锄经堂文稿》等。

综上所述，马培之既继承家学，又博采众家之长；其医理精深、慎思明辨、经验丰富、特色突出；其"以外科见长而由内科成名"，疏方绵密而平和，效如桴鼓。在外科方面，他强调外证不能仅着眼于局部，还要内外兼治；在使用古代各种丸、散、膏、丹等药从内而治之外，还刀针结合，内外并举，具有辨证施治的整体思想。马培之所著《外科传薪集》，是我国近百年来甚受欢迎的外科临证专书。马培之不愧为近代中医名家与巨匠，为孟河医派与中医外科的杰出传人。

马培之

参考文献

［1］清·马培之著；范凤源校订. 马培之外科医案 [M]. 北京：人民卫生出版社，2008.

［2］阳原，李泰棻. 中国史纲 [M]. 北京：中华印书局，1932.

［3］赵尔巽. 清史稿 [M]. 北京：中华书局，1977.

［4］北京中医学院. 中医名家学说 [M]. 上海：上海科学技术出版社，1979.

［5］蔡冠洛. 清代七百名人传 [M]. 北京：北京市中国书店，1984.

［6］陆拯. 近代中医珍本集医案分册 [M]. 杭州：浙江科学技术出版社，1994.

［7］清·王洪绪著；夏羽秋校注. 外科症治全生集 [M]. 北京：中国中医药出版社，1996.

［8］清·陈实功著；张印生，韩学杰点校. 外科正宗 [M]. 北京：中国古籍出版，1999.

［9］吴在德，吴肇汉. 外科学 [M]. 北京：人民卫生出版社，2003.

［10］朱彭寿，朱鳌，宋苓珠. 清代人物大事纪年 [M]. 北京：北京图书馆出版社，2005.

［11］朱雄华，蔡忠信，李夏亭等. 孟河四家医集 [M]. 南京：东南大学出版社，2006.

［12］李曰庆. 中医外科学 [M]. 北京：中国中医药出版社，2007.

［13］吴中泰. 马培之外科医案 [M]. 北京：人民卫生出版社，2010.

［14］吴中泰. 孟河马培之医案论精要 [M]. 北京：人民卫生出版社，2010.

［15］李夏亭. 孟河医派三百年 [M]. 北京：学苑出版社，2010.

［16］黄煌. 马培之学术思想和经验简介 [J]. 新中医，1984，4：52.

［17］万太保. 马培之外科学术思想探讨 [J]. 江苏中医药，1995，16（10）：35–36.

［18］张如青，胡蓉. 禁宫内外名医的智慧在闪光 [J]. 中医药文化，2006，

1：34-35.

[19] 吴亚旭. 孟河马培之生平及外科学术思想研究 [J]. 时珍国医国药，
2009，20（7）：1725.

[20] 周奇峰. 孟河马培之外科学术思想探析 [J]. 浙江中医药大学学报，
2010，3.

[21] 徐传花. 马培之治疗月经病经验 [J]. 长春中医药大学学报，2010，
26（3）：351-352.

汉晋唐医家（6名）

张仲景　王叔和　皇甫谧　杨上善　孙思邈　王　冰

宋金元医家（18名）

钱　乙　成无己　许叔微　刘　昉　刘完素　张元素
陈无择　张子和　李东垣　陈自明　严用和　王好古
杨士瀛　罗天益　王　珪　危亦林　朱丹溪　滑　寿

明代医家（25名）

楼　英　戴思恭　王　履　刘　纯　虞　抟　王　纶
汪　机　马　莳　薛　己　万密斋　周慎斋　李时珍
徐春甫　李　梴　龚廷贤　杨继洲　孙一奎　缪希雍
王肯堂　武之望　吴　崐　陈实功　张景岳　吴有性
李中梓

清代医家（46名）

喻　昌　傅　山　汪　昂　张志聪　张　璐　陈士铎
冯兆张　薛　雪　程国彭　李用粹　叶天士　王维德
王清任　柯　琴　尤在泾　徐灵胎　何梦瑶　吴　澄
黄庭镜　黄元御　顾世澄　高士宗　沈金鳌　赵学敏
黄宫绣　郑梅涧　俞根初　陈修园　高秉钧　吴鞠通
林珮琴　章虚谷　邹　澍　王旭高　费伯雄　吴师机
王孟英　石寿棠　陆懋修　马培之　郑钦安　雷　丰
柳宝诒　张聿青　唐容川　周学海

民国医家（7名）

张锡纯　何廉臣　陈伯坛　丁甘仁　曹颖甫　张山雷
恽铁樵